Breier, Gruber: Hautkrebs

Abbildungsnachweis:
https://pixabay.com/de: 8 (Unsplash), 13 (Natur_Thing), 16 (Pexels), 17 oben (geralt), 18 (Scred)20 (Pexels), 22 (dorianrochowski), 30 (Silke Schmid), 32 (13smok), 36 (meditations), 37 (scym), 39 (Diego Torres), 41 (kaz), 42 (aitoff), 44 (Public Domain Picture), 50 (hans), 52 (tookapic), 54 (tsukiko-kiyomidzu) 70 (3dman_eu), 79 (frolicsomepl), 83 (Unsplash), 85 (Stefan Schranz), 91 (PhotoLizM), 93 (klbz), 101 (RitaE), 109 oben (spazchicken), 109 unten (chezbeate), 111 (vitalworks), 116 (Grellinger),118 (Adina Voicu), 121 (scottblair), 123 (skeeze), 125 (chezbeate)127 (tibio 1982), 132 (Adina Voicu), 136 (taniadimas), 141 (OpenClipart-Vectors), 144 (Myriams Fotos)

https://www.pixelio.de: 90 (Maren Beßler), 110 (Rainer Sturm), 130 (William Veder)

www.istockphoto.com/de: 11 (ttsz), 33 (ttsz), 76 (Zoran Mircetic), 96 (NejroN), 114 (IPGGutenbergUKLtd)

Wikipedia: 17 Mitte (James Heilman), 17 unten (Klaus D. Peter), 64 (National Cancer Institute USA), 78 (KGH), 102 rechts (Klaus D. Peter)

www.medical-pitures.de (Frank Geisler): 24, 26, 62

PhotoDisc: 28

Pharmig: 29

https://de.fotolia.com: 47 (Sashkin), 94 (Thomas Hecker), 128 (Zhabska T.), 138 (Iakov Filimonov), 142 (Henning Riediger)

Breier, Friedrich (Krankenhaus Hietzing): 58, 60, 61, 66, 69, 99, 102 (links), 104, 106

Impressum
© Verlagshaus der Ärzte GmbH, Nibelungengasse 13, A-1010 Wien
www.aerzteverlagshaus.at

1. Auflage 2017

ISBN 978-3-99052-159-5

Umschlag: Grafikbüro Lisa Hahsler, 2232 Deutsch-Wagram
Satz & Layout: Christine Dobretsberger, lineaart, 1170 Wien
Umschlagfoto: Zoran Mircetic (iStock)
Projektbetreuung: Hagen Schaub
Druck & Bindung: Pátria Nyomda Zrt., 1117 Budapest
Printed in Hungary

Autoren und Verlag haben alle Buchinhalte sorgfältig erwogen und geprüft, dennoch kann keine Garantie übernommen werden. Eine Haftung der Autoren bzw. des Verlags wird daher nicht übernommen. Geschützte Warennamen (Warenzeichen) werden im Buch nicht besonders kenntlich gemacht. Aus dem Fehlen eines solchen Hinweises kann aber nicht geschlossen werden, dass es sich um einen freien Warennamen handelt.
Aus Gründen der leichteren Lesbarkeit – vor allem in Hinblick auf die Vermeidung einer ausufernden Verwendung von Pronomen – haben wir uns dazu entschlossen, alle geschlechtsbezogenen Wörter nur in eingeschlechtlicher Form – der deutschen Sprache gemäß zumeist die männliche – zu verwenden. Selbstredend gelten alle Bezeichnungen gleichwertig für Frauen.

Univ.-Doz. Dr. med. Friedrich Breier
Dr. phil Karin Gruber

Hautkrebs

Vorbeugen, erkennen, behandeln

VdÄ VERLAGSHAUS DER ÄRZTE

Vorwort

»»» In den letzten zwei Jahrzehnten ist durch den Anstieg der Neuerkrankungen bei Hautkrebs die Bedeutung dieser Erkrankungen nicht nur bei Ärzten und anderen im medizinischen Bereich tätigen Menschen vermehrt ins Bewusstsein gerückt, sie ist auch in der breiten Öffentlichkeit angekommen.

Zur Zunahme der diagnostizierten Fälle von Hautkrebs tragen mehrere Faktoren bei. Auf Seiten der Betroffenen spielt neben dem Anstieg der Lebenserwartung vor allem das geänderte Freizeitverhalten eine zentrale Rolle. In Ländern wie Deutschland, der Schweiz und Österreich erreichen immer mehr Menschen ein Alter von 80 Jahren und teilweise weit mehr, was nicht zuletzt der guten medizinischen Versorgung zu verdanken ist. Der wichtigste Risikofaktor für die Entstehung von Hautkrebs ist jedoch UV-Belastung. Man hat heute tendenziell mehr Freizeit zur Verfügung, die teilweise auch im Freien verbracht wird. Begünstigend für diese Freizeitexposition sind die europäischen Arbeitszeitgesetze, die mehr Freizeit bewirken, dadurch aber auch zu mehr Sonnenexposition führen können. Dazu kommt der Umstand, dass eine sonnengebräunte Haut für viele Menschen heller Hautfarbe noch immer ein erstrebenswertes Ziel ist.

In der Diagnostik hat in den letzten Jahren neben anderen medizinischen Weiterentwicklungen vor allem die Auflichtmikroskopie dazu beigetragen, nicht nur pigmenttragende, sondern auch nicht pigmentierte Hauttumore gut diagnostizieren zu können und eine allfällige frühzeitige Entfernung einzuleiten. So ist auch beim schwarzen Hautkrebs – dem Melanom – neben den therapeutischen Möglichkeiten, die auch auf zellulärer Ebene angreifen können, die Diagnostik verbessert worden. Das Melanoma in situ (ein auf die oberste Hautschicht beschränkter schwarzer Hautkrebs) ist heute ein wesentlich besser zu diagnostizierender Hauttumor als noch vor 20 Jahren. Vielleicht können wir eines Tages die Forderung des Dermatopathologen A.B. Ackerman, dass „niemand an einem Melanom sterben sollte", erfüllen.

Ausschlaggebend dafür ist die Früherkennung. Das Anliegen der Autoren ist es, mit den in diesem Buch enthaltenen Informationen andere Initiativen zur Hebung des allgemeinen Problembewusstseins zu unterstützen und damit einen Beitrag zur weiteren Steigerung der Früherkennungsrate zu leisten. Sollte das gelingen, hätte das Buch sein wichtigstes Ziel erreicht.

Karin Gruber
Friedrich Breier

Vorwort

»»» Dieses Buch wendet sich an interessierte Menschen, die entweder an Hautkrebs erkrankt sind oder sich vor einer Hautkrebserkrankung schützen möchten. Es stellt einen gelungenen Versuch dar, dem Leser das Erkennen von Krebserkrankungen – speziell die unterschiedlichen Formen von Hautkrebs – nahezubringen.

Es war das Bestreben von Dr. Karin Gruber und Univ.-Doz. Dr. Friedrich Breier, auch die unterschiedlichen genetischen Faktoren, die zur Entstehung von Krebszellen in der Haut beitragen, darzustellen sowie die Umweltfaktoren in der Krebsentstehung ausführlich zu beschreiben.

Besonderes Augenmerk wurde dabei auf die Therapie und die Prävention dieser Erkrankungen gelegt. Die wichtige Funktion des Sonnenschutzes wird ebenfalls umfassend behandelt.

Durch dieses Buch hat der Leser die Möglichkeit, sich gut verständlich über Erscheinungsformen, Prävention und Therapie von Hautkrebserkrankungen zu informieren.

Univ.-Prof. Dr. Andreas Steiner

Vorstand der Abteilungen für Haut-und Geschlechtskrankheiten
Krankenhaus Hietzing mit Neurologischem Zentrum Rosenhügel und
Krankenhaus Wilhelminenspital, Wien

Inhalt

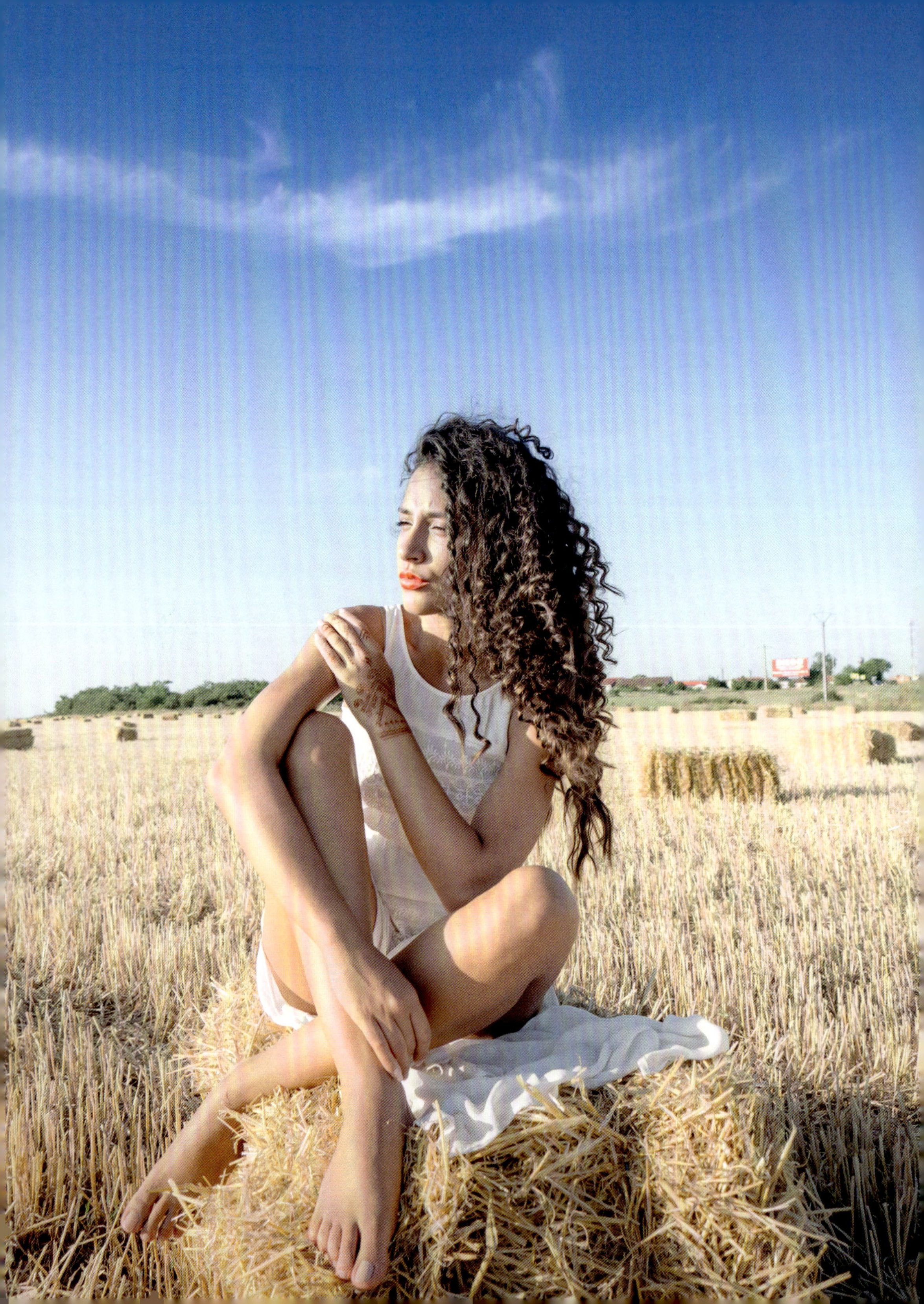

Die Haut – Hülle und Schutz

Die Haut ist mehr als Hülle und Schutz, sie ist das größte Organ mit zahlreichen Funktionen. Aufgebaut ist sie aus mehreren Schichten, die einander in einem ausgeklügelten Zusammenspiel ergänzen. Die Haut ist Einflüssen von außen stärker ausgesetzt als jeder andere Teil des Körpers, sie spiegelt die körperliche und seelische Verfassung wider – und sie trägt die Spuren unseres Lebens und Erlebens.

»»» Die Haut erfüllt zahlreiche Funktionen. Sie ist nicht nur die Grenze zwischen Innen- und Außenwelt, sie ist darüber hinaus ein vielfältiges Organ. Sie ist ein wichtiges Kommunikations- und Sinnesorgan, reguliert den Wärme- und Flüssigkeitshaushalt des Körpers, erfüllt immunologische Funktionen ebenso wie lebenswichtige Stoffwechselaufgaben und ist nicht zuletzt zu einem Gutteil für das Erscheinungsbild des Menschen verantwortlich. Die Oberfläche der Haut hat ein Ausmaß von bis zu zwei Quadratmetern. Wenn mehr als ein Drittel durch Verbrennungen ausfällt, besteht akute Lebensgefahr.

Die Haut ist absolut wasserdicht, auch andere Flüssigkeiten können kaum durch die äußeren Schichten dringen. Lediglich ölhältige Substanzen und mit besonderen Arzneimitteln und Wirkstoffen versehene Lösungen (Kosmetika, Salben) können zwischen den Oberhautzellen einsickern. Alleine durch die Struktur der Haut ist somit schon ein mechanischer Schutz vor Krankheitserregern und Giftstoffen gegeben. Verstärkt wird diese Barriere noch durch „gute" Bakterien, die Teil der natürlichen Hautflora sind, und natürlich durch eine Reihe von Immunzellen.

Mit dem Aussehen der Haut signalisieren wir der Umwelt unser Alter, unseren sozialen Status und natürlich auch unser Geschlecht. Gene, Klima, körperliche Aktivitäten, Ernährung und Verdauung bestimmen ihr Aussehen mit. Eine besonders große Rolle spielen der Schlaf und das Rauchen. Vom einen zu wenig und vom anderen zu viel lässt die Haut leiden. Die Haut wird häufig als „Spiegel der Seele" bezeichnet – zu Recht, denn die Befindlichkeit zeigt sich im Erscheinungsbild der Haut.

Die Haut ist im Wesentlichen aus drei Schichten aufgebaut:

- Oberhaut *(Epidermis)*
- Lederhaut *(Dermis oder Corium)*
- Unterhaut *(Subcutis)*

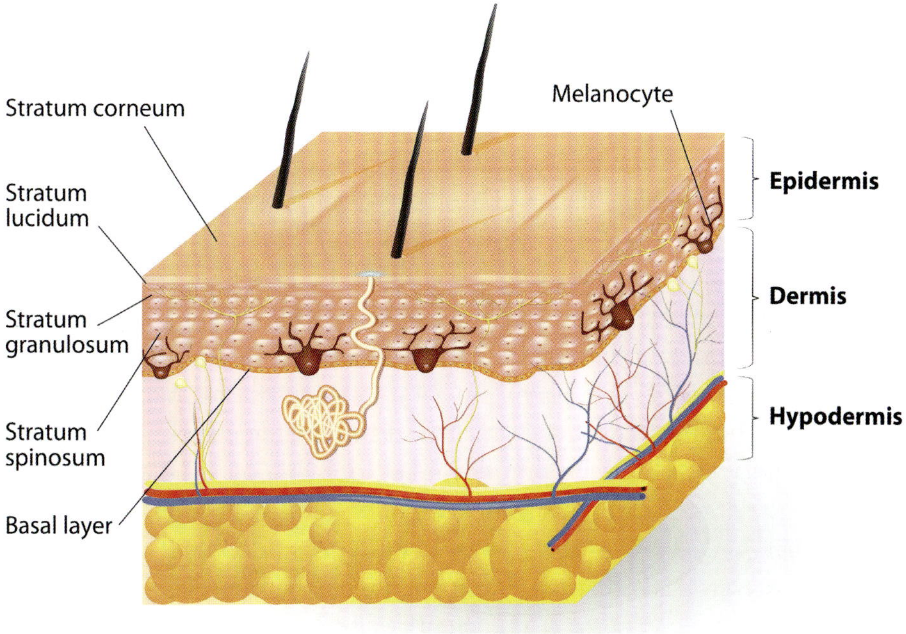

Zum Organ Haut gehören auch die Hautanhangsgebilde Haare, Nägel, Schweiß- und Talgdrüsen. Auch die weibliche Brust ist anatomisch gesehen ein Teil der Haut, denn die Milchdrüsen haben sich aus Hautdrüsen entwickelt.

Schutzzone Oberhaut

Außen besteht die Oberhaut aus einer eher derben Hornsubstanz, die an besonders beanspruchten Stellen wie Handflächen oder Fußsohlen mehrere Millimeter dick werden kann, sonst aber dünn ist wie Küchenfolie. Besonders zart ist sie auf den Lippen. Dort finden sich sehr wenige Talgdrüsen, weshalb die Lippen auch so leicht austrocknen.

Die Oberhaut ist aus Schichten aufgebaut, die unterschiedlich stark quellen, was sich an den schrumpeligen Fingerspitzen bei ausgiebigem Baden zeigt. Blutgefäße oder Nerven finden sich hier keine, in unteren Bereichen aber wichtige Immunzellen, die *Langerhans-Zellen*.

Die Hornsubstanz der Oberhaut wird von den tieferen Schichten her ständig durch *Keratozyten* erneuert, wir produzieren auf diese Weise pro Tag etwa 10 Gramm an abgestoßener Hornsubstanz. Pro Jahr sind dies immerhin über 3 kg Haut, die solcherart abgeworfen werden. Auffällig werden dabei vor allem die Kopfschuppen, die aufgrund der hochaktiven Talgdrüsen am Kopf auch größer sind als am übrigen Körper. Durch die ständige Erneuerung der Oberhaut verschwindet auch nicht abwaschbare Farbe nach einigen Tagen von selbst. Tätowierungen werden aber in tiefere Hautschichten – in die Lederhaut – eingebracht und verbleiben dort.

An der Basis der Epidermis befinden sich die meisten der in der Epidermis verteilten *Melanozyten*, die für die Pigmentbildung verantwortlich sind. Auch das Pigment wandert im Laufe der Zeit in Richtung Hornschicht und wird dadurch abgestoßen, weswegen Sonnenbräune nur von relativ kurzer Dauer ist.

Sinnesempfindungen aus der Lederhaut

Die Lederhaut ist aus Bindegewebsfasern mit eingebetteten Blutkapillaren aufgebaut. Hier finden sich Nervengebilde wie die *Wärme-* und *Kälterezeptoren*. Ihr „Arbeitsbereich" liegt zwischen –10 und +45° Celsius, für Temperaturen jenseits davon sind *Schmerzrezeptoren* zuständig. Auch ein Teil der *Tastkörperchen* ist hier angesiedelt, zum Beispiel die *Merkel'schen Scheiben*, die Druckreize aufnehmen. Schweiß- und Talgdrüsen sind hier beheimatet sowie die Wurzeln der Haare und Härchen mit ihren kleinen Aufrichte-Muskeln, die uns gelegentlich eine Gänsehaut bescheren.

Die Verbindung zwischen Lederhaut und Oberhaut ist stark gewellt. Das macht sie so dehnbar. Sogenannte Papillen ragen in die Oberhaut, die sich an Handflächen und Fußsohlen zu erkennbaren Rillen erheben. Die Muster dieser Rillen bilden den Fingerabdruck. Dass sich dieser von Mensch zu Mensch unterscheidet, haben offenbar schon die Assyrer sieben Jahrhunderte vor Christi Geburt erkannt. Tontafeln mit Urkunden und Verträgen wurden per Fingerabdruck „unterschrieben".

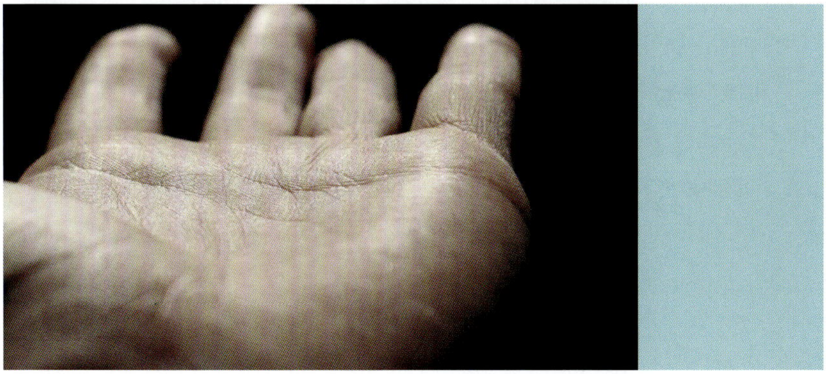

Isolierschicht Unterhaut

Die Unterhaut beherbergt vorwiegend Fettzellen als Isolierschicht gegen Kälte und Hitze, größere Blutgefäße und Sinneszellen, die für stärkere Druckreize zuständig sind als die Tastkörperchen der Lederhaut. Hier sammelt sich bevorzugt der „Speck" an.

Wer macht was in der Haut

- Hornschicht: Schützt vor Verletzungen und Austrocknung.
- Keimschicht: Bildet Hautzellen nach.
- Melanozyten: Schützen vor Verbrennungen durch Sonnenstrahlen.
- Schweißdrüsen: Produzieren Schweiß.
- Schweißporen: Schützen durch Verdunstung von Schweiß vor Überhitzung.
- Nervenfasern: Nehmen Temperaturreize (kalt, warm) auf; registrieren Berührungs- und Schmerzreize.
- Lamellenkörperchen: Nehmen Druckreize auf.
- Haaraufrichtemuskeln: Ermöglichen zum Beispiel das Aufrichten von Haaren.
- Talgdrüsen: Produzieren Talg für die Geschmeidigkeit der Haut.
- Tastkörperchen: Nehmen Berührungsreize auf.
- Fetteinlagerung: Schützt vor Druck und Unterkühlung.
- Blutgefäße: Versorgen die Haut mit Nährstoffen und Sauerstoff.

Hautkontakt

Der Mensch braucht „Hautkontakt" zum Leben, und das ganz von Anfang an. Der Tastsinn wird beim Embryo noch vor allen anderen Sinnesorganen entwickelt. Schon nach zwei Monaten kann der Embryo fühlen, als erstes über die Haut der Lippen, wo sich viele Nervenenden ausgebildet haben. Die Lippen werden lange das wichtigste „Tastorgan" bleiben. Das Baby wird einige Zeit noch alles in den Mund stecken, um es kennenzulernen. Hautkontakt ist nicht nur wesentlich für die Bindung zwischen Mutter und Kind, sondern für die ganze Entwicklung des kleinen Menschenwesens. Die biologische Forschung hat gezeigt, dass das Fehlen von Berührungen vor allem in der ersten Zeit des Lebens gravierende Folgen hat – die Entwicklung des Körpers inklusive des Gehirns wird beeinträchtigt. Auch wenn Mäuse von Geburt an mit allem versorgt werden – ohne Körperkontakt ist ihre Lebenserwartung wesentlich verkürzt. Ein weiteres Beispiel für die Bedeutung der über die Haut vermittelten Zuwendung liefern auch unsere nächsten Verwandten, die Primaten. Das als Grooming bezeichnete Phänomen ist zwar auch mit Körperhygiene verbunden. Das gegenseitige Kraulen und Streicheln dient der Fellpflege, Parasiten und anderes Störende wird entfernt, ist aber auch ein zentraler Ausdruck des sozialen Zusammenhalts und des Sozialgefüges. Berührungen und Streicheleinheiten werden über eigene Nervenleitungen ins Gehirn geschickt, wo sie in einem speziellen Areal landen. Die als Insel bezeichnete Region im Gehirn ist eng mit dem limbischen System verbunden, das so etwas wie ein Zentrum unserer Gefühle ist.

Alle möglichen Flecken

Die Haut verändert sich ständig, spiegelt Lebenszeit, Lebensweise und Lebensumstände wider. Mit zunehmendem Alter werden diese Spuren immer zahlreicher. Manche Besonderheiten der Haut sind aber auch in den Genen festgeschrieben. Eines haben sie gemeinsam: In den allermeisten Fällen sind sie harmlos.

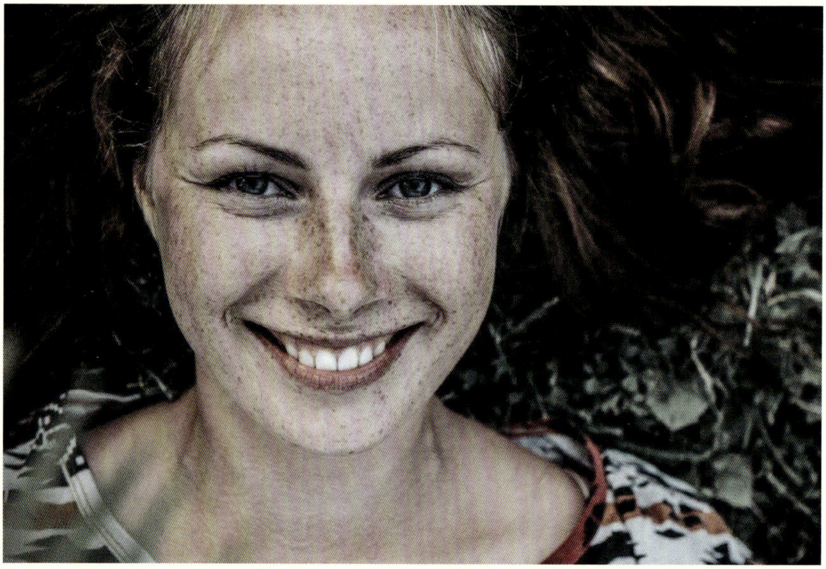

➡ Sommersprossen finden sich meist bei blonden oder rothaarigen Menschen, die teilweise einen besonderen Melanin-Typ bilden. Dabei handelt es sich um das grobkörnige Phäomelanin, das sich nicht so gut in der Haut verteilen lässt wie das „übliche" Melanin. Es konzentriert sich in Flecken – den Sommersprossen eben. Induziert wird seine Bildung wie beim Melanin durch Sonneneinstrahlung, daher finden sich die Pünktchen vor allem auf Nase, Wangen und Armen.

➡ Leberflecke (Lentigo) haben rein gar nichts mit der Leber zu tun, außer dass sie vielleicht eine ähnliche Farbe haben. Diese Muttermale gehen auf eine gutartige Vermehrung von Pigmentzellen zurück, die sich flächig ausbreiten.

➡ Feuermale wiederum sind gutartige Wucherungen oberflächlicher Blutgefäße. Das berühmteste Feuermal der Welt besitzt wohl der russische Expräsident Michail Gorbatschow. Auch Blutschwämme, die etwas erhabener sind, gehören zu den Harmlosigkeiten des Lebens. Allerdings können sie im Fall des Falles ziemlich stark bluten.

➡ Altersflecken verdanken ihre Entstehung dem Melaninpigment in den Melanozyten und Keratinozyten. Mit zunehmendem Alter sammelt es sich gerne an, vor allem an häufig der Sonne ausgesetzten Stellen, und bildet diese Flecke.

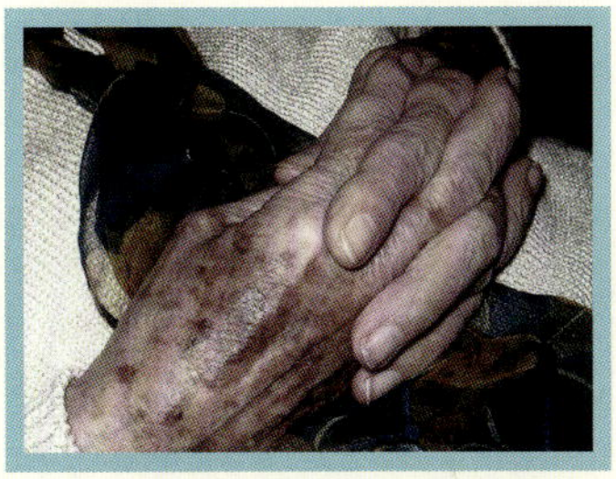

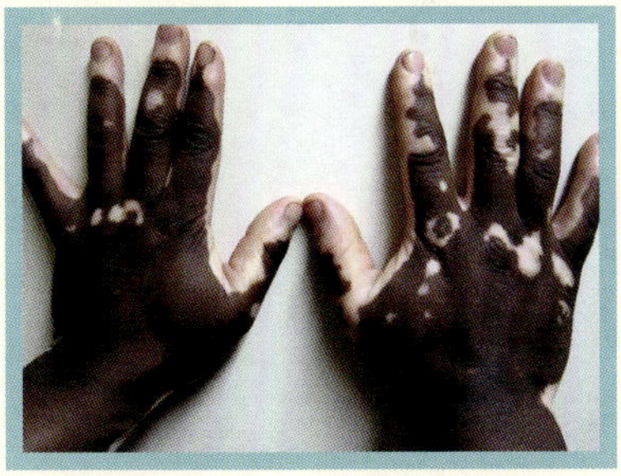

➡ Als Vitiligo werden weiße Flecken auf der Haut bezeichnet, die erblich bedingt entstehen und sich im Laufe der Zeit vergrößern können. Es handelt sich dabei um eine Störung der pigmentbildenden Zellen mit ungeklärter Ursache.

➡ Warzen sind eine Verdickung der Oberhaut und das Resultat harmloser Viren (Papilloma-Viren).

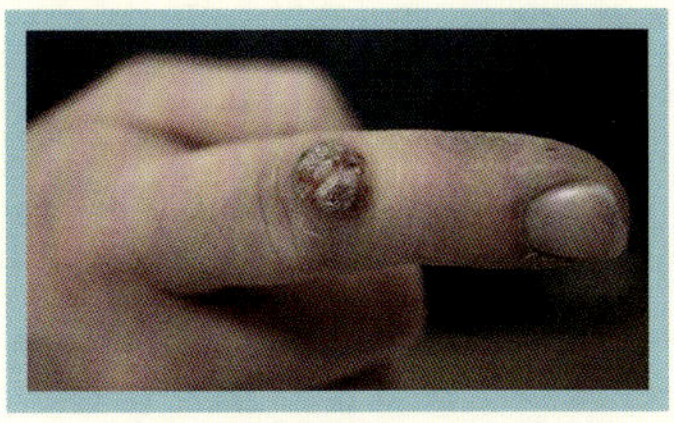

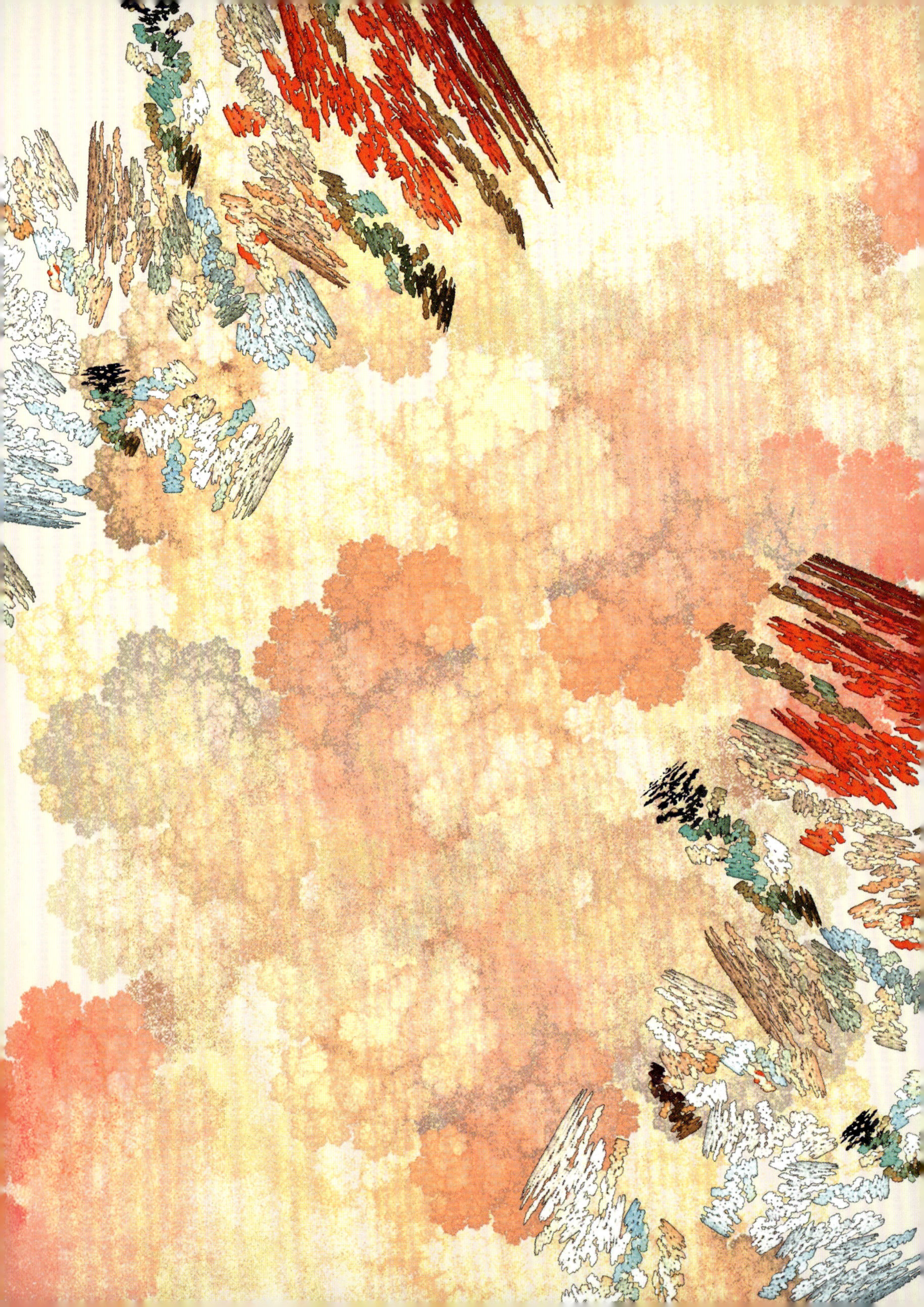

Bösartige Tumore – Häufigkeit, Entstehung, Risiko

Es kommt ständig zu Veränderungen an Genen, die Krebs auslösen könnten, aber von mächtigen Reparaturmechanismen des Körpers behoben werden. Damit eine Krebserkrankung entsteht, müssen schon viele Faktoren zusammentreffen. Wie geht die Verwandlung einer normalen Körperzelle in eine Krebszelle vor sich? Was macht eine Krebszelle aus? Welche Einflüsse spielen bei Hautkrebs eine Rolle? Und vor allem: Welche davon können wir beeinflussen?

»»» Laut Statistik Österreich ist die Zahl der jährlich an Krebs erkrankten Menschen in den 20 Jahren vor 2014 deutlich gestiegen, nämlich von 34.000 auf 39.000. Gleichzeitig ist das Risiko, an Krebs zu erkranken, aber gesunken. Wie ist das zu verstehen? Dieser Widerspruch erklärt sich aus mehreren Faktoren. Eine Rolle dabei spielt der Anstieg der Lebenserwartung, denn mit zunehmendem Alter steigt die Wahrscheinlichkeit einer Krebserkrankung generell an. Weiters wurden die Diagnosemethoden in der jüngeren Vergangenheit stark verbessert und verfeinert, sodass mehr Krebserkrankungen überhaupt und vor allem früher erkannt werden. Schließlich spielt auch der Zuwachs der Bevölkerung eine nicht zu vernachlässigende Rolle.

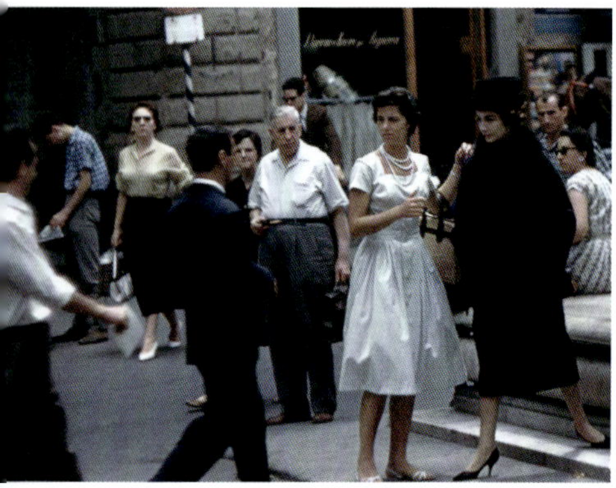

Die verbesserte Früherkennung und zahlreiche neue Behandlungsmethoden haben jedenfalls dazu geführt, dass die durchschnittliche Lebenserwartung nach der Diagnose Krebs deutlich gestiegen ist. Beschrieben wird dies anhand des sogenannten relativen 5-Jahres-Überlebens. Dabei wird die Lebenszeit von Krebspatienten nach fünf Jahren im Vergleich zur Lebenszeit der Gesamtbevölkerung verglichen, wobei statistisch relevante Größen wie Alter und Geschlecht berücksichtigt werden. Eine relative Überlebensrate von 100 Prozent würde also bedeuten, dass die Wahrscheinlichkeit, mit der Diagnose Krebs zu sterben, gleich groß ist wie in der allgemeinen Bevölkerung. Während die 5-Jahres-Überlebensrate bei Krebserkrankungen insgesamt 1994 noch bei 48 Prozent lag, ist sie bis 2014 auf 61 Prozent gestiegen. Das liegt vor allem an Früherkennung und neuen Therapien, wobei zu erwähnen ist, dass verschiedene Krebserkrankungen ein unterschiedliches Maß an Bösartigkeit aufweisen.

Hautkrebs in Zahlen

Die Haut weist von allen Organen des Körpers die größte Häufigkeit von gutartigen und bösartigen Tumoren auf. Das hat einerseits mit ihrer Größe zu tun, andererseits mit ihrer Exponiertheit gegenüber Einflüssen von außen. Außerdem kann Hautkrebs von jeder der zahlreichen unterschiedlichen Strukturen einschließlich der Blutgefäße in der Haut ausgehen. Auch wenn Krebserkrankungen der Haut zunehmen, so sind sie insgesamt noch immer relativ selten. Maligne Melanome machen einen geringen Teil aller Krebserkrankungen aus. Mit zumindest 1.794 Neuerkrankungen im Jahr 2014 – wieder laut Statistik Österreich – sind es knapp fünf Prozent beziehungsweise 21 von 100.000 Österreichern. Allerdings wurde im Jahr 2016 eine Studie veröffentlicht, die von rund 5.000 Neuerkrankungen und damit einer dreimal so großen Fallzahl pro Jahr ausgeht. Dieses Ergebnis beruht auf Angaben österreichischer Pathologen und legt nahe, dass wesentlich mehr Menschen an einem Melanom erkranken, als die der Statistik Austria zur Verfügung stehenden Zahlen nahelegen.

Zurück zu den Daten, die der Statistik Austria zur Verfügung stehen. Demnach sind im Jahr 2014 vier von 100.000 Menschen an Hautkrebs gestorben, das entspricht zwei Prozent der Krebssterbefälle in diesem Jahr. Aber am Ende des Jahres waren immerhin 9.083 Männer und 10.509 Frauen, die an einem malignen Melanom erkrankt waren, am Leben. Die Chancen, die Krankheit zu überstehen, sind beim malignen Melanom besser als bei Krebserkrankungen allgemein. Die 5-Jahres-Überlebensrate bezogen auf den Zeitraum von 2007 bis 2011 lag bei 84 Prozent. Mittlerweile stehen aber schon wieder neue Therapien zur Verfügung, sodass man von weiter gestiegenen Heilungschancen ausgehen kann.

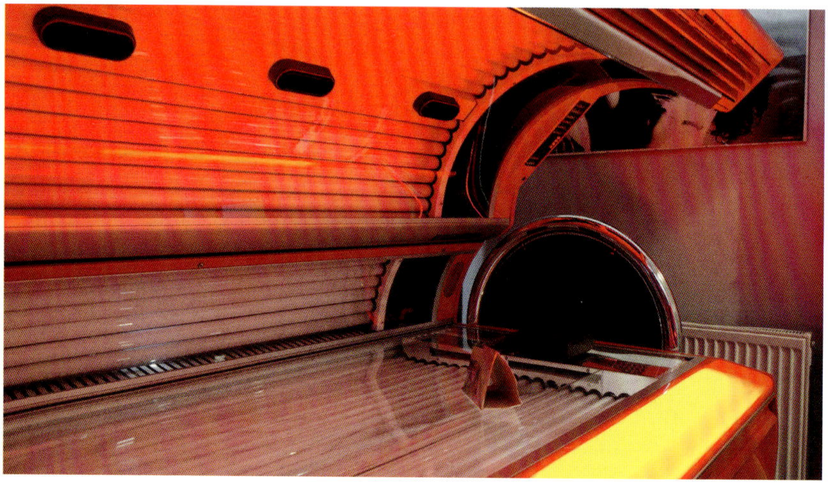

Demgegenüber steht der starke Anstieg von Neuerkrankungen an Hautkrebs in den vergangenen Jahrzehnten, der sich Prognosen zufolge weiter fortsetzen wird. Für die nächsten 15 Jahre wird zumindest mit einer Verdoppelung gerechnet. Dieser Trend ist in allen Ländern mit einer überwiegend hellhäutigen Bevölkerung festzustellen. In Europa steigt die Zahl der Neuerkrankungen jährlich um etwa fünf Prozent. Während nach dem Zweiten Weltkrieg ein neuer Erkrankungsfall am schwarzen Hautkrebs – dem malignen Melanom – pro 100.000 Einwohner und Jahr registriert wurde, sind es in den west- und nordeuropäischen Ländern derzeit 15 bis 25. Auch beim weißen Hautkrebs, also dem Plattenepithelkarzinom und dem Basalzellkarzinom, ist die Zahl der Neuerkrankungen in den vergangenen Jahrzehnten enorm gestiegen. Als die wichtigsten Gründe für diese Entwicklung werden das veränderte Freizeitverhalten und die Beliebtheit sonnengebräunter Haut gesehen. Allerdings muss hier schon auch die durch Treibhausgase verursachte Abnahme der Ozonschicht erwähnt werden, die weniger UV-Strahlung abfangen kann als zuvor.

Die Zahl der Hautkrebserkrankungen steigt und es sind immer häufiger jüngere Menschen betroffen.

- **Inzidenz:** Die Zahl von Neuerkrankungen in einem Jahr.
- **Prävalenz:** Die Zahl der Menschen, die mit einer diagnostizierten Erkrankung leben.
- **Relatives Überleben:** Die Überlebenszeit nach fünf Jahren ab der Diagnose wird mit der Überlebenszeit der Gesamtbevölkerung gleichen Alters und Geschlechts verglichen. Eine relative Überlebensrate von 100 Prozent würde dem Sterberisiko im Bevölkerungsdurchschnitt entsprechen.

Tumore: gut, böse und dazwischen

Bei einer Krebserkrankung handelt es sich um einen Tumor – aber nicht jeder Tumor ist bösartig bzw. Krebserkrankung. Tumore sind Bereiche unkontrollierten Wachstums und werden in der medizinischen Fachwelt auch Neoplasien (Neubildungen) genannt. Die Ursachen dafür können recht verschieden sein, sind im Wesentlichen aber immer einem der drei folgenden Bereiche zuzuordnen.

1. Die Mechanismen, die die Zellteilung und damit das Wachstums von Gewebe kontrollieren, sind ausgefallen.
2. Die für ein bestimmtes Gewebe charakteristische Spezialisierung von Zellen („Differenzierung") findet nicht mehr oder nur mehr in sehr eingeschränktem Ausmaß statt. Anstelle funktionsfähiger Teile eines Gewebes oder Organs häufen sich wild wuchernde Zellen, deren einziges Ziel die eigene Vermehrung ist.
3. Der „Notfallknopf", der nun den programmierten Zelltod (Apoptose) auslösen sollte, ist defekt.

Ein gutartiger Tumor ist unter anderem dadurch gekennzeichnet, dass er relativ langsam wächst, wobei auch bösartige Tumore je nach Art und Stadium sehr langsam wachsen können. Es dauert Monate oder

Schema der Entstehung eines Hauttumors, der von der basalen Epidermisschichte ausgeht (z. B. Basalzellkarzinom)

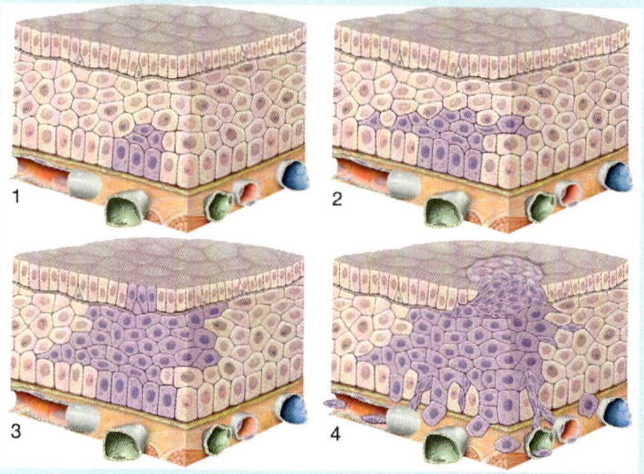

Jahre, bis sich – wenn überhaupt – Symptome zeigen. Die Haut betreffend heißt das, dass sich Form und Größe nur sehr langsam – wenn überhaupt – verändern. Vor allem bleibt er auf seinen angestammten Platz beschränkt. Er dringt nicht in umliegende Gewebe vor und bildet keine Absiedelungen, also Metastasen in entfernteren Regionen des Körpers. Sollte aus kosmetischen Gründen eine Entfernung empfehlenswert sein, so verläuft diese im Allgemeinen problemlos, weil sich das Tumorgewebe gut vom normalen, gesunden Gewebe unterscheiden und abgrenzen lässt. Gutartige Tumore haben selten gravierende Auswirkungen. Wenn es sich aber zum Beispiel um einen Tumor der Gehirnhäute handelt, können die Folgen schon dramatisch sein. Auch wenn er gutartig ist, kann er allein durch seine Größe lebenswichtige Hirnareale bedrängen. Auch gutartige Tumore können Rezidive bilden, das heißt, nach einer operativen Entfernung kann es zu einem neuerlichen Wachstum kommen.

Bösartige oder wie Fachleute sagen maligne Tumore sind in vielen Aspekten das Gegenteil. Sie wachsen meist rasch, unter Umständen sehr rasch, und haben meist die Tendenz, sich auszubreiten. Damit wird das umliegende Gewebe in Mitleidenschaft gezogen beziehungsweise zerstört und es kommt zur Bildung von Metastasen. Wo diese auftreten, ist bis zu einem gewissen Grad typisch für die verschiedenen Krebsarten. Eine klare Abgrenzung zum gesunden Gewebe ist nur unter Verwendung histologischer, also mikroskopischer Techniken zu erkennen. Tumorzellen weisen eine ganze Reihe von Besonderheiten auf.

Merkmale gut- und bösartiger Tumore

	Gutartiger Tumor	Bösartiger, maligner Tumor / Krebs
Wachstum	Langsam	Meist rasch
Störung des Allgemeinbefindens	Meist leicht, oft fehlend	Verschlechternd
Dauer des Verlaufs	Meist lang	Unterschiedlich
Metastasen	Keine	Häufig
Begrenzung	Scharf	Unscharf
Wachstumsart	Verdrängend	Invasiv zerstörerisch
Zellanordnung	Meist geordnet, gewebeähnlich	Meist ungeordnet

Quelle: BASICS S. 2

Wie so oft in der Medizin gibt es auch hier Sonderformen, die sich nicht eindeutig zuordnen lassen. Übergangs- und Zwischenformen können zum Beispiel sogenannte semimaligne Tumore oder Präkanzerosen sein. Die Haut betreffend sind dies das Basaliom und die Präkanzerosen. Das Basaliom ist zwar eine bösartige Wucherung, es bildet jedoch nur in Ausnahmefällen Metastasen (siehe Seite 102). Präkanzerosen der Haut weisen ebenfalls Merkmale bösartiger Tumore auf, wachsen jedoch nicht immer in darunterliegende Hautschichten ein und bilden keine Metastasen (siehe Seite 98 ff.). Da sie sich allerdings mit sehr hoher Wahrscheinlichkeit zu einem späteren Zeitpunkt zu einer tatsächlichen Krebserkrankung entwickeln, wird unter Experten diskutiert, ob für Präkanzerosen nicht der Begriff „Krebs“ angebracht wäre. Zumindest was die aktinische Keratose betrifft, schließen sich die Autoren dieser Ansicht an.

Eigenschaften von Krebszellen

Selbststeuerung der Wachstumssignale. Normale, gesunde Zellen teilen sich nur, wenn sie von außen Signale empfangen, die sie dazu anregen. Krebszellen entwickeln in dieser Hinsicht eine Selbstständigkeit und teilen sich unabhängig von den Steuerungsmechanismen des Körpers weiter und weiter. Tumorzellen ignorieren auch jene Signale, die das Zellwachstum hemmen oder Zellen zum Absterben bringen. Wenn gesunde Zellen mit intakten internen Regulationsmechanismen bestimmte Schäden erleiden, etwa an den Genen, dann sterben diese Zellen ab. Das wird durch festgelegte Mechanismen bewirkt, die diesen sogenannten „programmierten Zelltod" – in der Fachsprache als Apoptose bezeichnet – auslösen. In Tumorzellen funktionieren diese Mechanismen nicht mehr, sie weisen also eine Apoptoseresistenz auf.

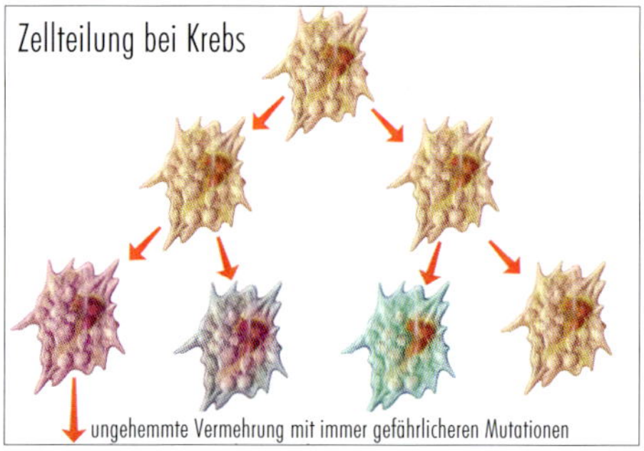

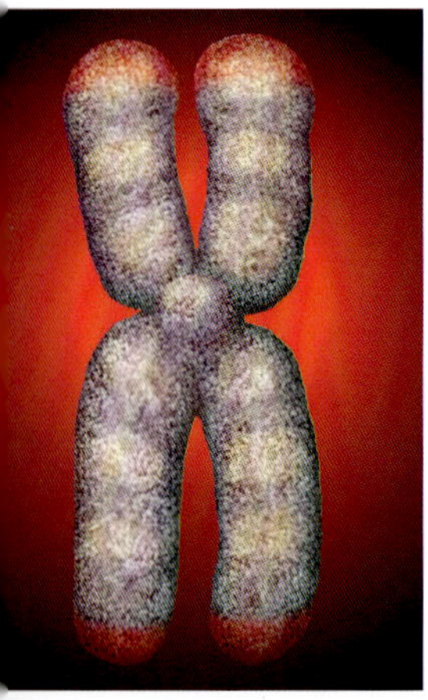

In den Genen gesunder Zellen ist festgeschrieben, wie oft sie sich teilen können. Sie haben so etwas wie ein **inneres Zählwerk**, das ihr Replikationspotenzial begrenzt. Dieses Zählwerk sitzt an den Enden der Chromosomen, in den sogenannten Telomeren. Bei jeder Zellteilung verlieren sie ein Stück und wenn sie eine gewisse Länge unterschritten haben, kann sich die Zelle nicht mehr teilen. Bei Krebszellen funktioniert dieser Mechanismus nicht mehr und sie können sich theoretisch unendlich oft teilen.

Während Zellen in einem gesunden Gewebe gleichmäßig und in einer bestimmten **vorgegebenen Ordnung wachsen**, ist bei Krebszellen das Gegenteil der Fall. Sie wachsen chaotisch, es entstehen Wucherungen. Ihre genetische Instabilität geht mit einer hohen Mutationsrate einher und führt zu einem Wildwuchs von Zellen unterschiedlicher Ausprägung. Die Wandlungsfähigkeit von Krebszellen hat unter anderem damit zu tun, dass es relativ rasch zur Entwicklung von Resistenzen gegenüber therapeutisch eingesetzten Wirkstoffen kommen kann.

Von großer Bedeutung ist auch die Eigenschaft von Krebszellen, im Gegensatz zu gesunden Zellen die **Neubildung von Blutgefäßen** veranlassen zu können. Fachleute nennen das Angiogenese. Normale Zellen können das nicht. Bei einem erwachsenen Menschen bleibt die Menge von Blutgefäßen normalerweise ziemlich konstant. Bildet sich im Zuge des Krebswachstums neues Gewebe, so braucht dieses zusätzliche Blutgefäße, um an Nährstoffe und Sauerstoff zu gelangen. Dafür sorgen die Krebszellen mittels eigener Botenstoffe.

Ausbreitung. Schließlich gelingt es Krebszellen, in benachbartes Gewebe einzuwachsen und sich sogar von ihrem angestammten Gewebe wegzubewegen und sich an ganz anderen Orten im Körper anzusiedeln. Sie können in ihrem Ursprungsgewebe normalerweise stillgelegte Gene aktivieren und dabei die Merkmale von weißen Blutkörperchen annehmen, die als Teile der Immunabwehr im Körper patrouillieren. So getarnt, können sie sich ungehindert verbreiten. Die Fähigkeit, Metastasen zu bilden, führt zu den mit verheerendsten Folgen einer Krebserkrankung. Bei Krebserkrankungen, die primär das Blut- oder das Lymphsystem betreffen, kommt es schon von Anfang an zu einer Streuung von Krebszellen im Körper.

Gene und das Alphabet des Lebens

Sieht man sich eine Körperzelle, eine Hautzelle zum Beispiel, im Lichtmikroskop an, so findet man bei entsprechender Färbung ein Häufchen dicklicher Stäbchen. Das ist das Chromatin mit den Chromosomen des Menschen. Darin enthalten sind alle Gene, die die Farbe der Haut, die Form der Finger oder die Anzahl der Muskelzellen bestimmen. Aufgebaut sind sie aus dem für viele schönsten Molekül der Welt – der Desoxyribonukleinsäure, abgekürzt DNS. Häufig wird anstelle von DNS die Abkürzung DNA verwendet, die sich aus dem englischen Begriff deoxyribonucleic acid herleitet. Die DNS bildet eine Doppelhelix, die in etwa aussieht wie eine gedrehte Strickleiter. Die seitlichen Stränge sind aus Zucker und Phosphat aufgebaut, die Stufen aus Paaren von Basen gebildet. Aufgrund ihrer Struktur können sich nur zwei bestimmte Basen miteinander paaren, um eine Stufe zu bilden.

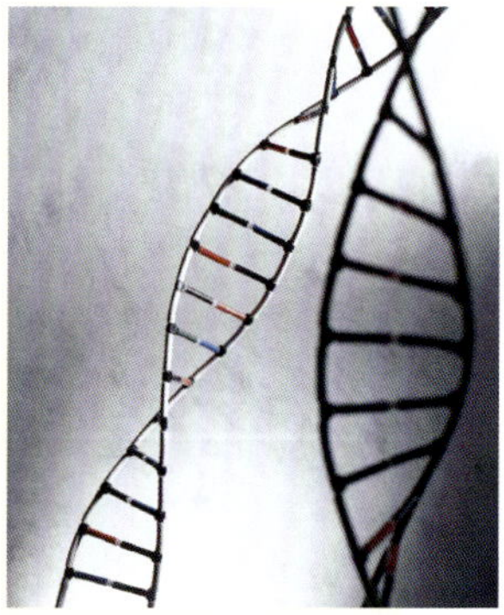

Adenin + Thymin
Cytosin + Guanin

Cytosin und Thymin haben dasselbe Grundgerüst, nämlich ein Molekül namens Pyrimidin, und werden deshalb auch als Pyrimidinbasen bezeichnet. Für die Entstehung von Hautkrebs hat diese Zuordnung eine besondere Bedeutung (siehe Seite 47 ff.). Die Abfolge der Basenpaare ist der genetische Code. Dieser Code ist universell und wird oft als „Alphabet des Lebens" bezeichnet. Ob Bakterien, Fliegen, Mäuse oder Menschen – ihr Bauplan ist mit derselben Tinte und mit denselben Buchstaben geschrieben. In der DNS sind alle Informationen enthalten, die für den Aufbau und die Funktion eines Organismus notwendig sind. Die Buchstaben des Bauplans werden von der Abfolge dreier Basenpaare gebildet. Ein solches Codon steht für eine der 20 Aminosäuren, die Proteine und andere wichtige Bestandteile des Körpers aufbauen.

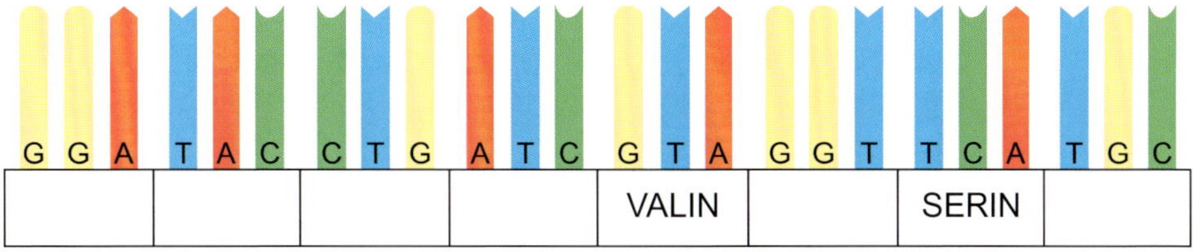

Ausschnitt einer DNS. Das Codon GTA steht für die Aminosäure Valin. Das Codon TCA steht für die Aminosäure Serin.

Wie entsteht Krebs?

Die Entstehung von Krebs, die sogenannte Karzinogenese, lässt sich grob in drei Stufen gliedern.

1. Auftreten eines bestimmten Schadens am Erbmaterial einer Zelle, der von den körpereigenen Reparaturmechanismen nicht behoben werden kann **(Initiation)**.
   Ein solcher Schaden, eine solche Mutation von Genen, kann auf sehr unterschiedliche Art und Weise zustande kommen (siehe Seite 36 ff.). Entscheidend dabei ist, dass Gene betroffen sind, die an der Kontrolle der Zellteilung beteiligt sind. Bezeichnenderweise werden diese Gene in unverändertem, gesundem Zustand auch Tumorsuppressor-Gene genannt. Haben sie eine krebsauslösende Veränderung erfahren, nennt man sie Onkogene. Hat so eine Veränderung in einer Körperzelle stattgefunden, ist sie nicht mehr umkehrbar.

2. Die Zelle mit dem krebsauslösenden Schaden im Erbmaterial wird zum Wachsen und zur Teilung angeregt **(Promotion)**.

Viele verschiedene Wachstumsreize können eine Krebszelle zur Teilung anregen. Das können ganz normale Bestandteile des Körperstoffwechsels sein, zum Beispiel Hormone wie es etwa bei Brustkrebs oder bei Prostatakrebs der Fall sein kann. Wachstumssignale können auch von chronischen Entzündungen ausgehen, wie sie zum Beispiel bei einem chronischen Magengeschwür, bei entzündlichen Darmerkrankungen oder beim metabolischen Syndrom vorliegen. Bei jeder Teilung der betroffenen Zellen werden die krankhaften Veränderungen an die Tochterzellen weitergegeben.

3. Das Wachstum der Krebszellen beschleunigt sich **(Progression)**. Wie oben beschrieben, sind Krebszellen sehr instabil. Mit jeder Zellteilung kann es leicht zu neuen Veränderungen kommen, und diese betreffen häufig wieder Tumorsuppressorgene, die in Onkogene umgewandelt werden.

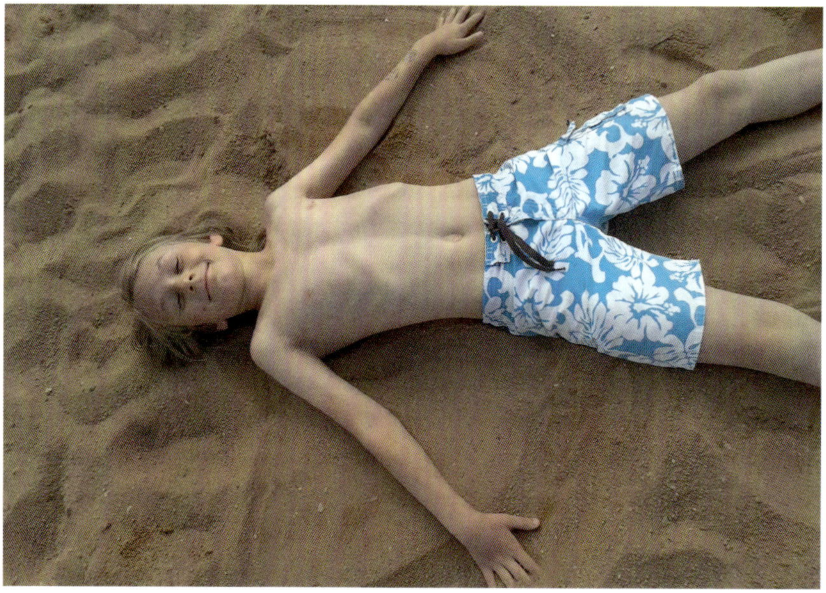

Zwischen Schritt 1 und 3 kann sehr viel Zeit vergehen. So wird zum Beispiel der Grundstein für das maligne Melanom häufig bei Sonnenbränden in der Kindheit gelegt, zum Ausbruch kommt die Krankheit zumeist jedoch erst im Erwachsenenalter – und da unter Umständen relativ spät.

Karzinogenese – Die drei Schritte der Krebsentstehung

Initiation ➡ Promotion ➡ Progression

Schutz- & Reparaturmechanismen des Körpers

Der Körper besitzt mehrere, sehr mächtige Abwehrstrategien und Schutzmechanismen. Am besten bekannt ist wohl die gegen Bakterien oder Viren gerichtete Immunabwehr. Da es im Laufe der alltäglichen und ganz normalen Stoffwechselabläufe im Körper ständig zu „Irrtümern" und Schäden an der Erbsubstanz von Zellen kommt, hat der Körper auch sehr effektive Mechanismen entwickelt, um diese zu beheben. Erst wenn es einer bösartig veränderten Zelle gelingt, sämtliche Schutzmechanismen des Körpers zu umgehen bzw. ihnen zu entkommen, kann tatsächlich ein Tumor beziehungsweise eine Krebserkrankung entstehen. Zu den (Selbst)Schutzmechanismen des Körpers gehören folgende wichtige Mechanismen.

DNS-Reparaturenzyme

Im Zug der Zellteilung oder durch kanzerogene Einflüsse kommt es relativ häufig zu Fehlern in der Abfolge der Basenpaare der Erbsubstanz Desoxyribonukleinsäure (DNS). DNS-Reparaturenzyme arbeiten ständig daran, diese Schäden zu beheben. In Zusammenhang mit Hautkrebs ist hier zu erwähnen: Es gibt eine spezielle Erkrankung, die auf eine erblich bedingte Schwäche von DNS-Reparaturenzymen zurückgeht, das extrem seltene Xeroderma pigmentosum (Siehe Seite 47). Dabei sammeln sich Dimere von Pyrimidin an, wodurch die korrekte Verdoppelung des Genmaterials und damit die fehlerfreie Zellteilung stark beeinträchtigt beziehungsweise verhindert wird. Tatsächlich geht diese Erkrankung auch mit einer erhöhten Wahrscheinlichkeit einher, Hautkrebs zu entwickeln. Betroffene Menschen müssen ihr Leben komplett darauf einstellen und für einen umfassenden Schutz vor UV-Strahlung sorgen, unter anderem mit UV-undurchlässigen Fensterscheiben und entsprechender Kleidung, kaum Aktivitäten im Freien, was natürlich besonders für Kinder große Einschränkungen bedeutet.

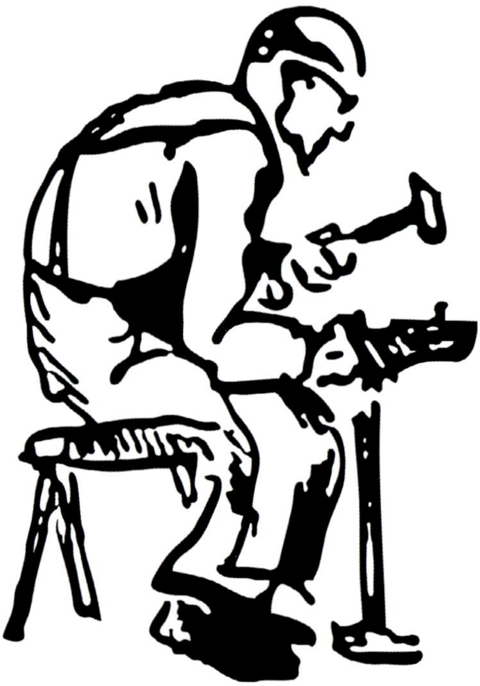

Selbstzerstörungsprogramm

Kann der Genschaden nicht behoben werden, wird von den Zellen ein Selbstzerstörungsprogramm gestartet. Die Apoptose ist in allen Körperzellen festgeschrieben und ein fester und notwendiger Bestandteil des Stoffwechsels. Sie erhält das Gleichgewicht zwischen alten und neuen Zellen im Organismus aufrecht, sie ermöglicht Umbauvorgänge im Zuge des Wachstums. Immerhin sterben jede Sekunde etwa 50 Millionen Körperzellen ab, gleich viele werden durch Zellteilung neu gebildet. Der programmierte Zelltod wird also nicht nur in Gang gesetzt, wenn potenziell gefährliche Veränderungen stattgefunden haben, sondern auch, wenn Zellen alle in ihren Genen vorgesehenen Teilungszyklen durchlaufen haben oder wenn sie nicht mehr gebraucht werden. Als eines der ersten Startsignale für die Apoptose wurde das

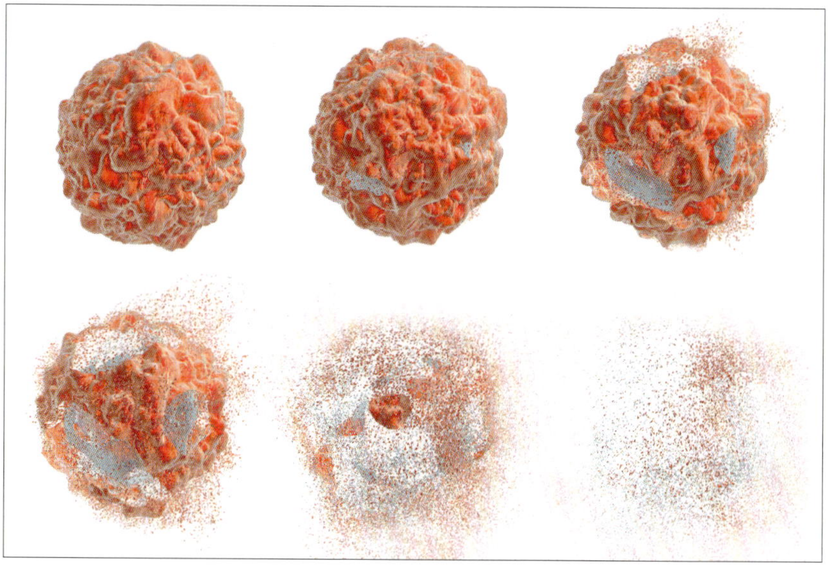

Symbolbild der Zerstörung einer Tumorzelle

Protein p53 identifiziert, das es mittlerweile zu einer beträchtlichen Berühmtheit als „Wächter des Genoms“ gebracht hat. Sind die Gene einer Zelle beschädigt oder beeinträchtigt, stoppt p53 deren Teilung und damit Vermehrung, und wenn der Schaden nicht repariert werden kann, wird die Apoptose eingeleitet. Wirklich gefährlich kann es dann zum Beispiel werden, wenn auch das p53-Gen beziehungsweise -Protein nicht mehr funktionsfähig ist. Man geht derzeit davon aus, dass das Gen für p53 bei annähernd der Hälfte aller Tumore verändert ist. Die Vielfalt der möglichen Veränderungen, die darüber hinaus zu unterschiedlichen Zeiten einer Tumorerkrankung auftreten können, ist eines der zahllosen Mosaiksteinchen, die Krebserkrankungen so kompliziert und schwierig zu behandeln machen. Nachdem die Apoptose ein so wichtiger Vorgang für den Organismus ist, ist deren Start nicht von diesem einen „Schalter“ abhängig. Es gibt weitere „Schalter“, von denen man aber noch wesentlich weniger weiß als von p53 und daher ihre Beteiligung an der Entstehung von Krebserkrankungen noch gar nicht einschätzen, geschweige denn darauf aufbauende Therapiestrategien entwickeln kann.

Immunabwehr

(Bösartig) veränderte Zellen bilden auf ihrer Oberfläche Strukturen, die im besten Fall vom Immunsystem als fremd erkannt werden können. Wieder im besten Fall gelingt es dem Abwehrsystem dann, diese als „fremd“ identifizierten Zellen zu zerstören. Allerdings gelingt es Krebszellen auf verschiedene Art und Weise, dem Immunsystem zu entkommen. Krebszellen können der Immunabwehr unter anderem dadurch entkommen, dass sie sich mit äußeren Merkmalen gesunder Zellen tarnen oder die Aktivität einzelner Immunzellen beeinträchtigen.

Warum entsteht Krebs?

Unter Experten gelten heute zwei Drittel der Krebserkrankungen nach wie vor als Schicksal, man könnte sagen als „Unfall" im genetischen Code, der eine zerstörerische Lawine auslöst. Ein Drittel wäre vermeidbar. Sicherheit gibt es nicht, die Diagnose Krebs kann trotz gesunder Lebensweise und Vorsorge eintreffen.

Zur Entstehung einer Krebserkrankung müssen immer mehrere Faktoren zusammentreffen – manche davon sind bekannt, andere wiederum nicht. So intensiv auch geforscht wird, es gibt noch viel zu tun, viele offene Fragen zu klären.

So sehr die Frage nach dem Warum einen betroffenen Menschen quält – mit hundertprozentiger Sicherheit ist sie für einen individuellen Patienten wohl nie zu beantworten. Es lassen sich nur Aussagen über Wahrscheinlichkeiten treffen. Es ist unbestritten, dass viele schwere Sonnenbrände – vor allem in der Kindheit – das Risiko für Hautkrebs erhöhen. Ob die Krebserkrankung eines Menschen aber nun genau darauf zurückzuführen ist, kann man nie ganz sicher sagen. Neben „äußeren" Risikofaktoren spielt nämlich die genetische Veranlagung eines Menschen eine entscheidende Rolle. Abgesehen davon wurde mittlerweile klar, dass es nicht nur die Veränderungen in den Genen selbst sind, die an der Entstehung von Krebs beteiligt sind. Entsprechende Einflüsse können auch von den sehr komplizierten Mechanismen ausgehen, die an der „Verpackung" der Gene beteiligt sind (epigenetische Faktoren).

Die wichtigsten Risikofaktoren für Krebs

Erbliche/genetische Veranlagung. Man geht heute davon aus, dass etwa fünf Prozent der Tumore allein auf genetische Veranlagung zurückgehen – sei es, dass eine Neigung zur Entstehung von Krebszellen besteht oder eine Veranlagung zu bestimmten Krankheiten, die mit einer erhöhten Krebswahrscheinlichkeit einhergehen. Die bekannteste „familiäre" Krebserkrankung ist der Brustkrebs, wobei dies den Teil der Erkrankungen betrifft, die auf eine bestimmte Genmutation zurückgehen. Trägerinnen der Brustkrebsgene BRCA1 und BRCA2 haben ein deutlich erhöhtes Erkrankungsrisiko. Eine bedeutende Rolle spielt die erbliche Veranlagung auch bei Eierstock- und Darmkrebs.

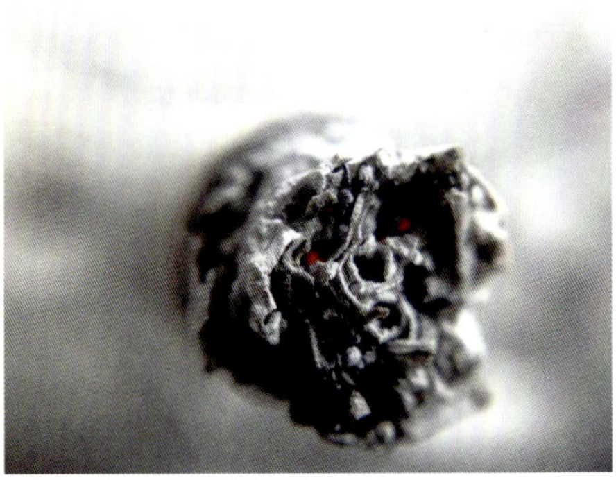

Chemische Verbindungen. Chemische Verbindungen wirken entweder direkt oder erst nach ihrer Verstoffwechselung im Körper auf die Erbsubstanz ein und können zu Fehlern im Genom führen. Die anteilsmäßig wichtigsten krebsauslösenden Verbindungen sind die Inhaltsstoffe des Tabakrauchs. Verschiedene Chemikalien sind tendenziell mit verschiedenen Arten von Krebs assoziiert. Für Hautkrebs spielen vor allem Ruß und Teer eine Rolle.

Ernährung. Einerseits können Schadstoffe in Lebensmitteln die Entstehung von Krebs begünstigen. Das können natürlich vorkommende Substanzen wie Schimmelpilzgifte sein – in Ländern mit wenig entwickelter Technologie in der Lebensmittelproduktion werden zum Beispiel nicht unbeträchtliche Mengen von Aflatoxin aufgenommen, das von Schimmelpilzen in Getreide gebildet wird. Krebserregend können auch Stoffe sein, die bei der Zubereitung von Speisen entstehen, zum Beispiel beim Grillen oder Pökeln. In Ländern wie Deutschland oder Österreich spielt weiters die überkalorische Ernährung eine nicht zu unterschätzende Rolle. Wie fördert Übergewicht aber die Entstehung von Krebs? Das hat unter anderem mit chronischen Entzündungen zu tun, deren Bedeutung für die Tumorentstehung derzeit intensiv untersucht wird. Diese entzündlichen Prozesse sind nicht dieselben wie bei einer Wunde zum Beispiel, wo die Entzündung als sichtbares Zeichen der Arbeit des Immunsystems und daher heilend zu verstehen ist. Wenn sich Fettzellen als Folge des Energieüberschusses über die Maßen vergrößern müssen, setzen sie ständig Entzündungsstoffe frei, die Kaskaden weiterer biochemischer Reaktionen in Gang setzen. Das gilt vor allem für Fettzellen im Bauchraum. Abgesehen von Immunzellen sind hier auch Wachstumsfaktoren beteiligt. Deren Signale können auf Dauer gesehen an Entwicklung, Wachstum und Ausbreitung von Tumoren beteiligt sein.

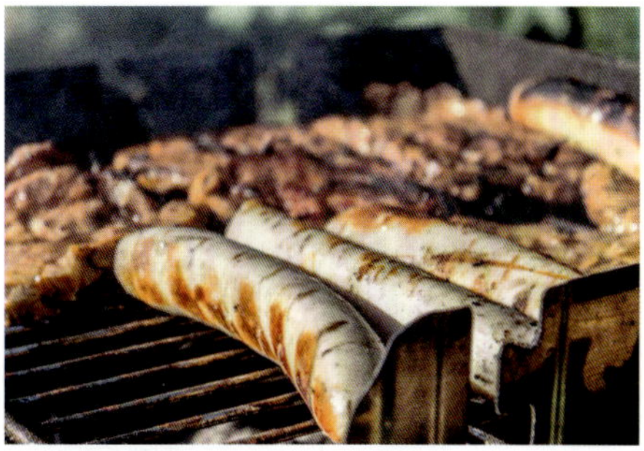

Chronische Infektionen mit Viren, Bakterien oder Parasiten spielen weltweit eine bedeutende Rolle, da sie auf direkte oder indirekte Art und Weise zu möglicherweise kanzerogenen Veränderung des Erbmaterials führen können. Die Weltgesundheitsorganisation WHO schätzt, dass insgesamt 15 bis 20 Prozent der Krebserkrankungen damit zusammenhängen. In Westeuropa ist deren Bedeutung geringer und dürfte mit fünf Prozent der Erkrankungsfälle zu tun haben. In den vergangenen Jahren bekannt geworden sind vor allem Humane Papillomaviren (HPV). Von den rund 150 Typen dieser Viren können wiederum nur einige wenige mit Krebs in Verbindung gebracht werden. Die Infektion mit diesen Viren erfolgt zum größten Teil über sexuellen Kontakt. Etwa 80 Prozent der Menschen sind mit HPV-Viren infiziert – meist ohne davon zu wissen. Krebsformen, die sich häufig auf HPV-Infektionen zurückführen lassen, sind Gebärmutterhals-, Scheiden-, Vulva-, Anal- und Peniskrebs sowie Krebserkrankungen im Mund- und Rachenraum. Seit einigen Jahren steht eine Impfung gegen möglicherweise mit Krebs in Zusammenhang stehende HPV-Viren zur Verfügung. Die Impfung ist für Mädchen bereits etabliert, mittlerweile wird sie auch für Knaben empfohlen.

Ionisierende und ultraviolette Strahlung können die Entstehung von Krebs begünstigen. Zur ionisierenden Strahlung zählen Gamma- und Röntgenstrahlung, deren Gefährlichkeit aufgrund heute geltender Vorsichtsmaßnahmen und ganz generell weniger groß eingeschätzt wird als diejenige der UV-Strahlung, auf die in der Folge näher eingegangen wird. Strahlenenergie schädigt Zellen und Körper auf mehreren Ebenen. Auf Ebene der Erbinformation verursacht sie Brüche der Chromosomen, führt zu Translokationen und punktuellen Mutationen. Weiters kommt es zu Veränderungen an Proteinen, was unter anderem zur Inaktivierung von Enzymen führen kann. Auch die empfindliche Hülle der Zellen, die Membran, kann beschädigt werden.

Die wichtigsten Risikofaktoren für Hautkrebs

Auch beim Hautkrebs hängt das Erkrankungsrisiko von zahlreichen Faktoren ab, die äußerlich/erworben sein können oder durch erbliche Veranlagung gegeben sind. Von überragender Bedeutung sind das Ausmaß von UV-Licht, dem jemand ausgesetzt ist, und die erbliche Veranlagung, die sich im Hauttyp widerspiegelt. Der Vollständigkeit halber seien hier noch chemische Karzinogene als Risikofaktoren erwähnt. Personen, die über einen längeren Zeitraum mit gewissen Substanzen wie Arsen, PVC (polyzyklische Kohlenwasserstoffe), aromatische Amine, Urethane, Ruß oder (Tabak)Teer in höheren Konzentration zu tun haben, haben ein erhöhtes Hautkrebsrisiko. Infektionen mit bestimmten Viren spielen ebenfalls eine Rolle. Durch Röntgen- und Gammastrahlen ausgelöste Tumore sind in den industrialisierten Ländern nurmehr selten zu beobachten.

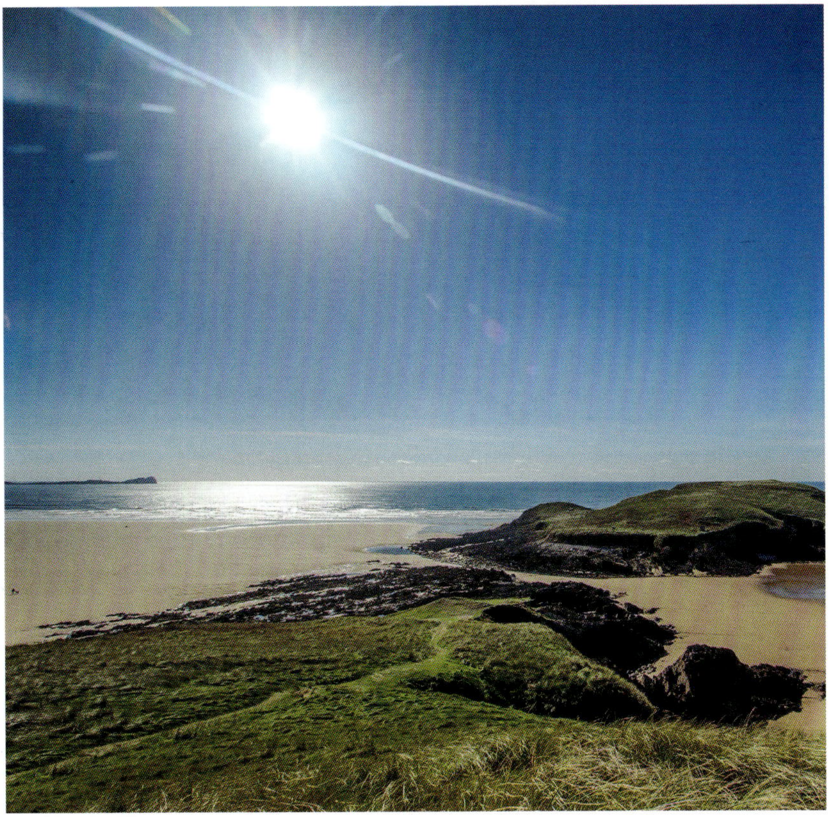

Hauttypen

Hauttyp	I	II	III	IV	V	VI
Natürliche Hautfarbe	Sehr hell (Keltischer Hauttyp)	Hell (Nordischer Hauttyp)	Hell bis hellbraun (Haut-Mischtyp)	Hell-braun, oliv (Mediterr. Hauttyp)	Dunkel-braun (Dunkler Hauttyp)	Dunkel-braun bis schwarz (Schwarzer Hauttyp)
Sommer-sprossen	Sehr häufig	Häufig	Selten	Keine	Keine	Keine
Natürliche Haarfarbe	Rötlich bis rötlich-blond	Blond bis braun	Dunkel-blond bis braun	Dunkel-braun	Dunkel-braun bis schwarz	Schwarz
Augenfarbe	Blau, grau	Blau, grün, grau, braun	Grau, braun	Braun bis dunkel-braun	Dunkel-braun	Dunkelbraun
Sonnen-brand	Immer und schmerzhaft	Fast immer, schmerzhaft	Selten bis mäßig	Selten	Sehr selten	Extrem selten
Bräunung	Keine	Kaum bis mäßig	Fortschrei-tend	Schnell und tief	Keine	Keine

Quelle: modifiziert nach Fitzpatrick, Arch Dermatol 1988: 124: 869–871

UV-Strahlung – Die Dosis macht das Gift

Die energiereiche UV-Strahlung ist ein Teil des elektromagnetischen Spektrums des Sonnenlichts und umfasst Wellenlängen zwischen 100 und 400 nm. Von der Sonne stammen nur Wellenlängen größer als 280 nm, kürzere können die Erdatmosphäre nicht durchdringen. UV-Strahlung dringt in die Haut ein und führt bei verschiedenen Bestandteilen der Zellen zu Veränderungen. Gefährlich kann es vor allem dann werden, wenn die DNS von Hautzellen betroffen ist. Freilich besitzen auch die Zellen der Haut äußerst effiziente Reparaturmechanismen zur Behebung von Genschäden. Bei langfristiger und hochdosierter Exposition gegenüber UV-Licht können diese jedoch überfordert werden und es kann zu krebsauslösenden Mutationen der DNS kommen.

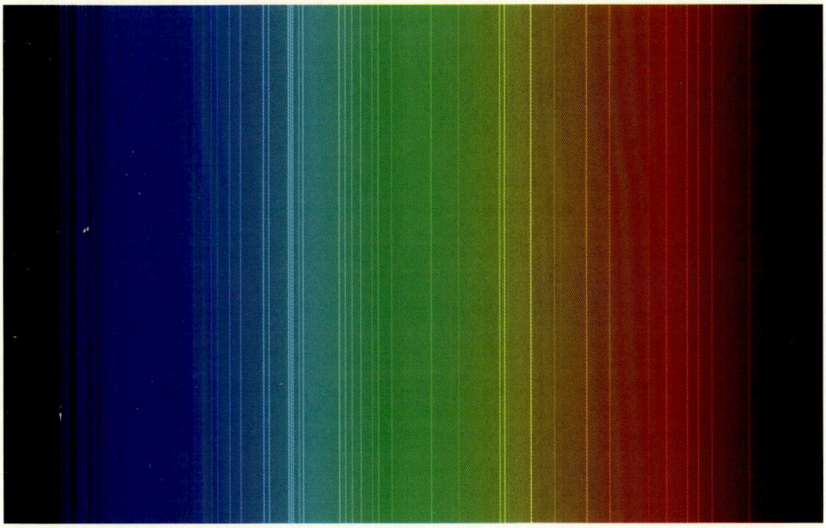

Die guten Seiten der Sonne

Trotzdem darf man nicht vergessen: Wir brauchen die Sonne. Sonne tut der Seele gut, hebt das Allgemeinbefinden und lässt die Stimmung steigen. Sonne ist für die Bildung von Vitamin D_3 in der Haut wichtig und in mehrfacher Hinsicht auch für die Hautgesundheit. Wir benötigen ein gewisses Quantum UV-Licht, ansonsten kommt es zu Störungen im Vitamin-D-abhängigen Knochenstoffwechsel. Knochenerweichung und -abbau (Osteoporose) **sind die langfristigen Folgen. Die Vitamin-D-Synthese in der Haut ist nämlich ohne UV-Licht nicht möglich. Die früher gefürchtete Knochenerweichung** (Rachitis) **war nicht zuletzt durch UV-Mangel bedingt und trat vor allem bei Menschen auf, die lange kein Tageslicht bekommen haben.**

Je nach Wellenlängenbereich entfaltet UV-Strahlung unterschiedliche Wirkungen auf biologische Strukturen bzw. Körperzellen und insbesondere Zellen der Haut. Dabei ist zwischen der UVA- und der UVB-Strahlung zu unterscheiden. Die schädigenden Wirkungen auf Zellbestandteile und das Potenzial zur Veränderung des Erbmaterials ist bei der kurzwelligeren und daher energiereicheren UVB-Strahlung etwa 3- bis 4-mal stärker. Je kürzer die Wellenlänge der Strahlung ist, umso energiereicher und schädlicher ist sie für biologische Strukturen.

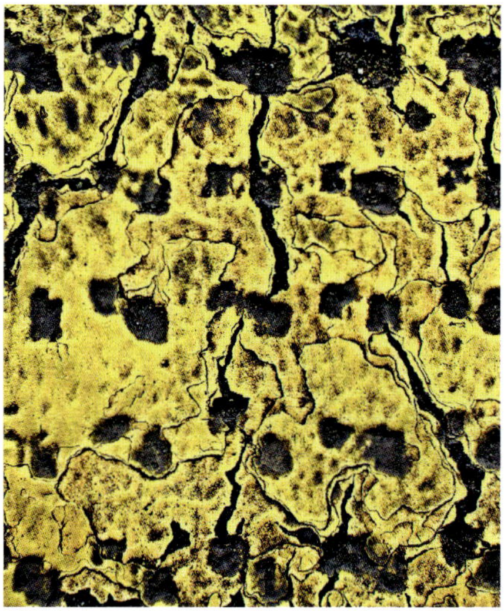

UV-Strahlung – Merkmale und biologische Wirkungen

UVB-Strahlung

- Kürzere Wellenlänge (280–315 nm)
- Geringe Eindringtiefe von ca. 0,2 mm, d.h. bis zur Basis der Epidermis (Oberhaut)
- Größerer Bräunungseffekt; Anregung von Melanozyten zur Bildung von Melanin und Nachdunkeln des vorhandenen Melanins; länger anhaltende Bräune mit gleichzeitiger Verdickung der Hornschicht durch Erhöhung der Zellteilungsrate in der Haut (Lichtschwiele) und Lichtschutzfaktor von ungefähr 3 (Siehe Seite 129)
- Starke Hautrötungen (Erytheme)
- Direkte Schädigung der DNS

UVA-Strahlung

- Längere Wellenlänge (315–400 nm)
- Große Eindringtiefe bis zur Lederhaut
- Geringerer Bräunungseffekt; Verlagerung von Melaninpigmenten aus tieferen in obere Zellschichten; verzögerte und nur kurz anhaltende Bräunung der Haut
- Geringe Hautrötungen (Erytheme)
- Indirekte Schädigung der DNS; Auslösung oxidativer Prozesse, die zur Bildung von Sauerstoffradikalen führen, die DNS-Schäden verursachen können; teilweise auch direkt Schäden an der DNS
- Schädigung des Bindegewebes, die zu beschleunigter Hautalterung führt

Die Stärke der UV-Strahlung im Sonnenlicht hängt vor allem vom Sonnenstand und von der geografischen Breite ab. Im Sommer ist sie stärker als im Winter, in höheren Lagen stärker als in niedrigen. Der Zusammenhang zwischen der Häufigkeit von Hautkrebs und dem

Ausmaß der Sonnenbestrahlung wurde in zahlreichen Untersuchungen weltweit nachgewiesen. So hängt die Häufigkeit von Weißem Hautkrebs eindeutig mit der geografischen Breite zusammen. Je näher Länder und Regionen zum Äquator liegen und damit eine intensivere Sonneneinstrahlung aufweisen, umso häufiger tritt weißer Hautkrebs auf. Eine solche Korrelation wurde auch beim malignen Melanom (Schwarzer Hautkrebs) festgestellt. Daten aus Südtirol zum Beispiel zeigen die größte Häufigkeit von Hautkrebs in Europa, was unter anderem mit der höheren Lage in Verbindung gebracht wird. Das heißt aber nicht unbedingt, dass die Sterberate in gleichem Maß ansteigt – das tut sie einer anderen Untersuchung zufolge nämlich nicht, im Gegenteil. Über die Ursachen dieses Phänomens gibt es nur Vermutungen. Es zeigt aber deutlich, von wie vielen oft noch ungeklärten Faktoren Entstehung und Verlauf von Krebserkrankungen beeinflusst werden.

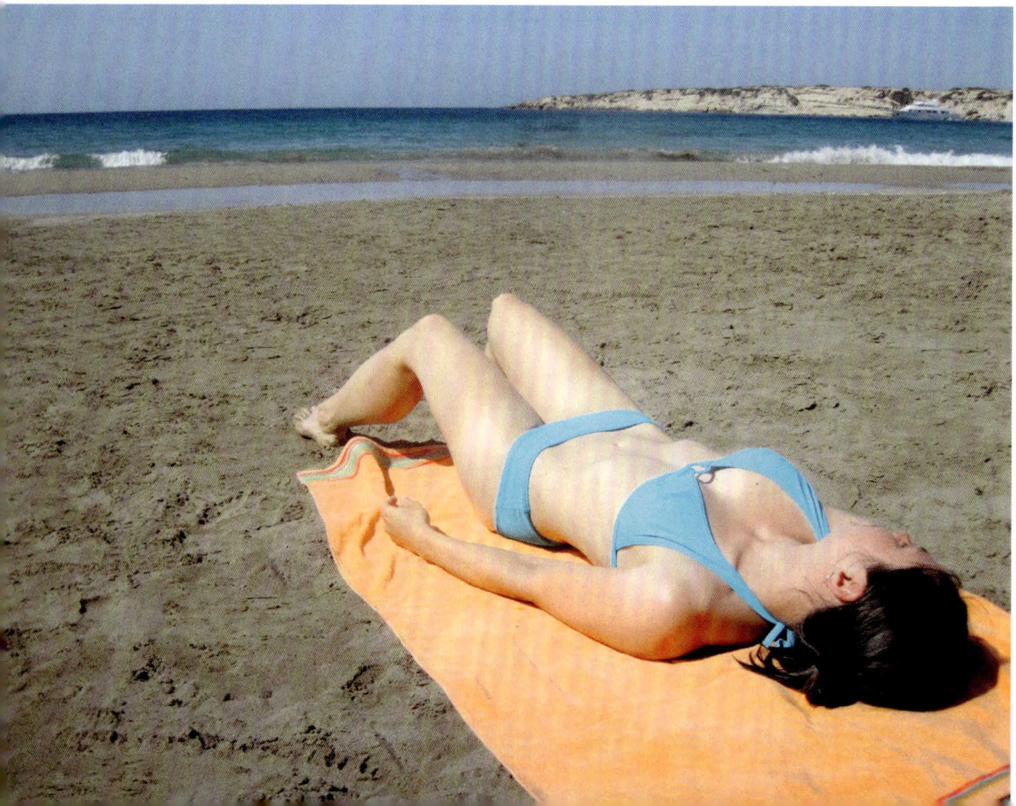

Die Reparaturmechanismen des Körpers werden vor allem bei häufiger, lange andauernder und intensiver UV-Bestrahlung sowie bei Sonnenbränden überfordert. Die Art und Weise, wie jemand der Sonne ausgesetzt ist, bedingt unterschiedliche Tendenzen und Wahrscheinlichkeiten im Auftreten von Hautkrebs.

- Eine häufige phasenweise und intensive Sonnenexposition wie sie zum Beispiel für Badeurlaube im Süden typisch ist, hängt vor allem mit dem Melanom, aber auch mit dem Basalzellkarzinom zusammen. Dabei spielen schwere Sonnenbrände vor dem 20. Lebensjahr eine besondere Rolle. Diese erhöhen das Risiko für diese beiden Arten von Hautkrebs ganz besonders deutlich.
- Eine ständige chronische Sonnenexposition über viele Jahre hinweg, wie sie zum Beispiel berufsbedingt bei Land- und Bauarbeitern gegeben ist, geht eher mit einem erhöhten Risiko für das Plattenepithelkarzinom einher, gilt aber auch für das Basalzellkarzinom. Bezeichnenderweise treten diese Krebsarten am häufigsten an jenen Stellen auf, die der Sonne am stärksten ausgesetzt sind, also Kopf, Nacken und Handrücken (Sonnenterrassen).

Melanine – Die schützenden Pigmente

Bei Melaninen handelt es sich um Pigmente, die die Farbe von Haut, Haaren und Augen bestimmen. Melanine kommen in zahlreichen Varianten und Mischungen bei allen Organismen vor, beim Menschen sind vor allem zwei Formen vertreten: das braun-schwarze Eumelanin und das gelblich-rötliche Phäomelanin. Zuständig für den UV-Schutz sind die Pigmentzellen (Melanozyten) in der untersten Schichte der Oberhaut, der sogenannten Basalmembran. Sie enthalten Melanine, die sie bei Lichteinwirkung vermehrt produzieren. Mit ihren Ausläufern verteilen die Melanozyten das Melanin in der Oberhaut und rufen damit die Bräune hervor. Je nach Hauttyp besitzen Menschen mehr oder weniger und auch unterschiedliche Melanozyten und sind daher unterschiedlich sonnenbrandgefährdet. Die einen erwischt es schon nach zehn Minuten, die anderen erst nach Stunden, manche gar nicht. Unter extremen Bedingungen können sogar Schwarzafrikaner einen Sonnenbrand bekommen. Umgekehrt geht es Menschen, deren Melanozyten überhaupt kein Melanin bilden (Albinismus). Sie vertragen extrem wenig Sonne.

Heute ist die Aktivität der Melanozyten und damit der Melaningehalt der Haut bzw. die Hautfarbe genetisch festgelegt. Entwicklungsgeschichtlich gesehen haben sich die unterschiedlichen Hautfarben der Menschen wahrscheinlich als Anpassungsreaktion auf die jeweilige Intensität der Sonneneinstrahlung in ihrem Lebensraum entwickelt. In Regionen mit starker UV-Belastung hat sich mit der Zeit eine dunklere Pigmentierung durchgesetzt. Ihr Nutzen ist ein zweifacher. Zum einen schützt sie vor UV-bedingten Schäden in der Erbsubstanz der Hautzellen – und das heißt letztlich auch vor Krebs. Zum anderen verhindert sie das Eindringen von UV-Licht in tiefere Schichten, wo es das lebenswichtige Vitamin Folsäure schädigen kann. Folsäure wirkt als Blockademolekül bei der Entstehung von Krebszellen. Der Abbau von Folsäure in Keratinozyten kann durch UV-Strahlung beschleunigt werden. In Regionen mit weniger Sonnenexposition hingegen galt es, möglichst viel Sonnenlicht zu bekommen, um eine ausreichende Bildung von Vitamin D sicherzustellen.

Da die Häufigkeit von Hautkrebs (speziell des malignen Melanoms) bei Menschen mit stärkerer Pigmentierung wesentlich geringer ist als bei hellhäutigen Menschen, geht man also davon aus, dass Melanine einen Schutz vor UV-Licht-bedingten Zellschädigungen darstellen. Bildlich gesprochen: Die Pigmente lagern sich wie eine Kappe über den Zellkern („Capping-Phänomen"), nehmen die UV-Strahlung auf und schützen so das Erbgut. Nicht alle Formen des Melanins sind dabei gleich effektiv. Offenbar ist die Schutzwirkung des Melanins rothaariger Menschen geringer, da sie eine relativ hohe Wahrscheinlichkeit aufweisen, Melanome zu entwickeln.

Lob der Lichtschwiele

Die Aktivität der melaninbildenden Zellen zeigt sich recht auffällig in der Bräune – ein weiterer Schutzmechanismus der Haut vor UV-Strahlung wird da leicht vergessen: die Lichtschwiele. Dabei handelt es sich um eine Verdickung der Hornhaut, die nach etwa zwei Wochen erhöhter Sonnenexposition gebildet wird und einen Teil der UV-Strahlung abfängt.

UV-Strahlung & DNS

Grundsätzlich kann UV-Strahlung schon in geringen Dosen eine Schädigung des Erbmaterials herbeiführen, das heißt auch dann, wenn noch lange kein Sonnenbrand spürbar ist. UV-Strahlung kann die Erbsubstanz auf direkte oder indirekt Weise schädigen. Eine **direkte Schädigung** ist vor allem von UV-Strahlung niedriger Wellenlänge, also UVB-Strahlung, bekannt. Es gibt neue Forschungsergebnisse, die darauf hinweisen, dass auch UVA-Strahlung unmittelbar an der Erbsubstanz angreifen und sie schädigen kann. Vor allem die beiden Pyrimidinbasen Cytosin und Thymin absorbieren UV-Strahlung niedriger Wellenlänge sehr gut. Dabei kommen sogenannte photochemische Prozesse in Gang, in deren Fol-

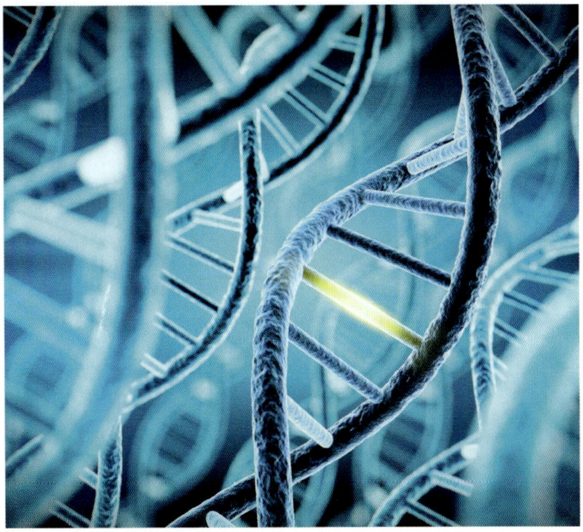

ge sich Doppel-Moleküle (Cyclobutan-Pyrimidin-Dimere, CPD) dieser beiden Basen bilden. Sind die Reparaturmechanismen dann nicht erfolgreich, kommt es zum Austausch von Basenpaaren, also Mutationen. Dabei weisen durch UV-Strahlung ausgelöste Mutationen eigene Charakteristika auf. Es wird nämlich vor allem Cytosin gegen Thymin ausgetauscht. Diese C→T- und CC→TT-Mutationen werden von Fachleuten als UV-Signaturmutationen bezeichnet. Tatsächlich sind diese Mutationen bei vielen Melanomen nachweisbar.

Eine **indirekte Schädigung** der Erbsubstanz durch UV-Strahlung kommt über Zwischenstufen zustande. Es gibt eine Reihe biologischer Moleküle, die die Energie von UVA- und UVB-Strahlung gut und leicht aufnehmen – die sogenannten photosensiblen Moleküle. In der Folge entstehen reaktive Sauerstoffmoleküle wie Sauerstoffsuperoxid oder Wasserstoffperoxid. Die „Reaktionsfreudigkeit" dieser Sauerstoffmoleküle macht vor der Erbsubstanz nicht halt. Dabei kann zum Beispiel der DNS-Strang brechen oder es werden Eiweißmoleküle fest daran gebunden. Wieder gilt: Wenn die Reparaturmechanismen versagen, können Basen falsch ersetzt werden und es entsteht ebenfalls eine Mutation – oder mehrere.

Eine ähnliche (Neben)Wirkung könnte auch die an sich als Schutz gedachte vermehrte Bildung von Melanin haben, genauer gesagt die Bildung von Phäomelanin. Seiner Funktion entsprechend absorbiert das gelblich-rötliche Phäomelanin UV-Strahlung, wird dabei aber teilweise wieder abgebaut. Dabei werden ebenfalls reaktive Sauerstoffmoleküle gebildet, die nun unter anderem auf die Erbsubstanz einwirken und die schädigende Wirkung der UV-Strahlung verstärken können. Dabei entstehen unter anderem die oben erwähnten CPDs, und zwar nicht nur während der Sonnenbestrahlung, sondern noch Stunden danach. Das haben Aufsehen erregende Studien vor nicht allzu langer Zeit gezeigt. Bei Mäusen wurde nachgewiesen, dass in den Melanozyten noch zwei bis drei Stunden nach der Sonnenbestrahlung CPDs gebildet werden, die daher auch unter der Bezeichnung „dark CPDs", firmieren. Ihre Entstehung quasi in einer Dunkelreaktion, die den Photochemikern beträchtliches Kopfzerbrechen beschert hat, verdanken sie einem „Nachglühen" der durch die Energie des Sonnenlichts aufgeladenen Melanin-Moleküle. Bemerkenswert ist dabei weiters, dass nicht ein paar wenige Mutationen als Nachzügler im Dunklen entstehen, sondern die Hälfte.

Das Gedächtnis der Haut

Zwar erneuert sich die Epidermis grob gesprochen alle vier Wochen, doch schadhaftes Erbmaterial kann bei der Zellteilung weitergegeben werden.

UV-Strahlung & Hautalterung

Eine intensive Bestrahlung mit UV-Licht führt zu einer beschleunigten speziellen Art der Hautalterung, die als Photoaging oder chronischer Lichtschaden bezeichnet wird. Schuld daran ist vor allem die UVA-Strahlung, da sie die Bildung hochaktiver/reaktiver Sauerstoffmoleküle anregt und bestimmte Enzyme aktiviert. Diese Matrix-Metalloproteinasen bauen mit großer Effizienz Kollagen ab. Es kommt zu massiven Schäden des Bindegewebes der Haut, wobei die kollagenen und elastischen Fasern ganz charakteristische Veränderungen erfahren. In der Folge verliert die Haut an Elastizität und es entstehen Falten, die wesentlich stärker ausgeprägt sind – zum Beispiel im Gesicht – als in Hautbereichen, die „normal" gealtert sind – zum Beispiel am Gesäß.

UV-Strahlung & Sonnenbrand

Bei einem Sonnenbrand (Erythem, UV-Erythem) handelt es sich im Prinzip um eine massive Entzündung der Haut, die durch intensive Einwirkung der energiereichen UV-Strahlung hervorgerufen wird. Äußerlich ähnelt der Sonnenbrand einer Verbrennung. In diesem Fall kommt es nicht nur zu einzelnen Brüchen der DNS-Stränge, sondern zu massiven

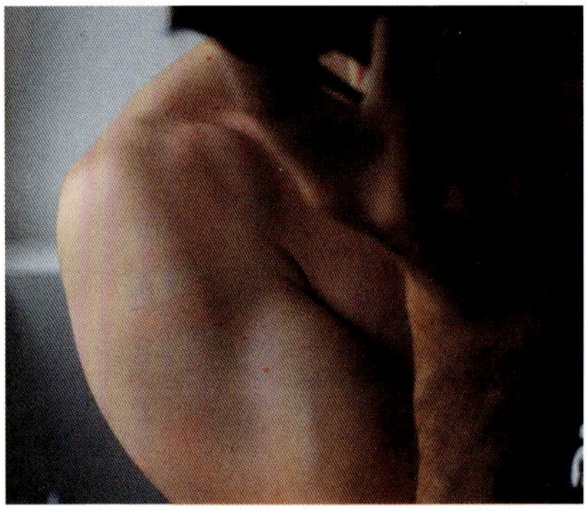

Schäden. Es werden zahlreiche Bestandteile der Zellen beschädigt, was Entzündungsreaktionen in Gang setzt. Die daran beteiligten Botenstoffe gelangen auch in die unteren Schichten der Haut. In der Folge erweitern sich die Gefäße und die Durchblutung nimmt zu – spürbar als Wärme. Zahlreiche aufgrund von inneren Schäden zerstörte Zellen lösen sich auf und Gewebswasser tritt aus – bemerkbar als Blasen. Der menschliche Körper und die ihn aufbauenden Zellen bestehen ja zu einem Großteil aus Wasser.

UV-Strahlung & Immunsystem

Die Wirkungen von UV-Strahlung sind nicht auf das Erbmaterial beschränkt, sie lösen vielmehr zahlreiche miteinander verwobene Reaktionen aus. So kann UV-Strahlung auch die Immunantwort unterdrücken und daher das Immunsystem schwächen (Immunsuppression). Untersucht wurde die immunsuppressive Wirkung von UV-Strahlung vor allem in Tierexperimenten. Welche Bedeutung sie für den Menschen hat, ist noch nicht ganz geklärt. Jedenfalls ist als Reaktion auf starke UV-Strahlung relativ häufig eine Reaktivierung des Herpes-simplex-Virus zu beobachten. Möglicherweise gibt es einen Zusammenhang mit der Entstehung von Hautkrebs. In Laborexperimenten wurden immunsuppressive Effekte beschrieben, die zu einer Schwächung der Abwehr von viralen Antigenen und Tumoren führen. In der Haut von Menschen hat man zum Beispiel eine Verringerung der Zahl wichtiger antigen-präsentierender Zellen (Langerhans-Zellen) nachgewiesen. Dieser Effekt tritt nach UV-Exposition bei jüngeren Menschen rascher auf als bei älteren. Wie ausgeprägt dieser Effekt ist, hängt auch vom Hauttyp ab. Bei Menschen mit dem Hauttyp I/II ist er wesentlich stärker als beim Hauttyp III/IV (siehe Seite 133).

In einer besonderen Situation befinden sich Menschen nach einer Organtransplantation. Sie müssen ständig Medikamente zur Unterdrückung des Immunsystems nehmen, um eine Abstoßung des fremden Organs zu vermeiden, und haben daher ein erhöhtes Hautkrebsrisiko. Besonders stark erhöht ist das Risiko für Hautkrebs dann, wenn ein heller Hauttyp vorliegt und eventuell vor der Organtransplantation eine starke Belastung durch UV-Strahlung bestanden hat. Nach Organtransplantation ist speziell das Risiko für weißen Hautkrebs erhöht – beim Plattenepithelkarzinom geht man vom 100-Fachen aus. Das Erkrankungsrisiko für das Melanom ist um das 3-Fache erhöht.

Künstliche UV-Strahlung – Solarien

Künstlich erzeugte UV-Strahlung, wie sie in Solarien eingesetzt wird, unterscheidet sich in ihrer Zusammensetzung vom Sonnenlicht. In Solarien wird vor allem UVA-Strahlung verwendet. Dadurch wird zwar die Wahrscheinlichkeit eines Sonnenbrands verringert, das Risiko für Hautkrebs jedoch nicht. Das wurde in zahlreichen Studien nachgewiesen. So ist zum Beispiel das Risiko für ein malignes Melanom bei regelmäßigen Solarienbesuchen vor dem 35. Lebensjahr um 75 Prozent erhöht. Die Internationale Krebsforschungsagentur (IARC) der

Weltgesundheitsorganisation (WHO) hat aufgrund der Ergebnisse von 20 epidemiologischen Studien UV-Bestrahlungsgeräte als kanzerogen gewertet. In Österreich ist der Besuch von Solarien seit 1. September 2010 erst ab 18 Jahren erlaubt. Es gibt keinen wissenschaftlich haltbaren Beweis dafür, dass die Bestrahlung durch UV-Licht in Solarien einen Vitamin-D-Mangel beheben könnte. Auch kann man nicht davon ausgehen, dass die im Solarium erworbene Bräune einen Schutz vor natürlicher UV-Strahlung darstellt.

Erbliche Veranlagung

Die erbliche Veranlagung für das Entstehen chronischer Schäden durch UV-Strahlung und für Hautkrebs spiegelt sich im Hauttyp wider. Die hellere oder dunklere Farbe der Haut ergibt sich aus dem genetisch vorgegebenen Gehalt der Zellen an Melanin. Doch offenbar gibt es noch darüber hinausgehende erbliche Faktoren, die das Risiko für Hautkrebs beeinflussen. Bei einem Teil der Melanom-Patienten zum Beispiel – es sind rund zehn Prozent – ist nämlich eine familiäre Häufung festzustellen. Dabei ist die Erkrankungswahrscheinlichkeit relativ hoch. Eine seltene, aber besonders schwerwiegende erbliche Belastung ist eine genetisch bedingte Erkrankung mit dem Namen Xeroderma pigmentosum (siehe Seite 32 u. 47).

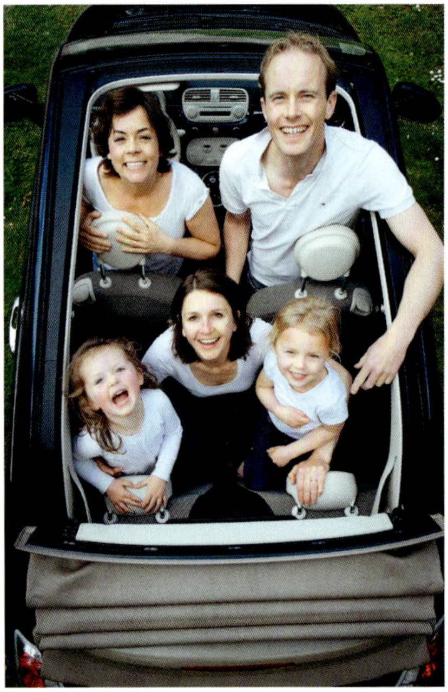

Mythen und offene Fragen

„Krebs ist ansteckend."

Nein, Krebs ist nicht ansteckend. Das gilt sogar für die wenigen Krebsformen, die durch Viren ausgelöst werden können. Es gibt keine Hinweise dafür, dass die Erkrankung durch Kontakt mit Patienten, auch nicht mit Tumorgewebe selbst, übertragen werden könnte.

„Verletzungen können Krebs auslösen."

Generell ist bei einer Quetschung, bei Prellungen oder Blutergüssen nicht von einem erhöhten Krebsrisiko auszugehen. Nur in Ausnahmefällen könnte hier ein Zusammenhang bestehen. Zum Beispiel bei Tumoren, die bei Narben schlecht heilender Brandverletzungen entstehen. Diese wurden früher auch als „Brandnarbenkrebs" bezeichnet. Der Zusammenhang ist allerdings nicht gesichert. Bei chronischen Ulcera (Geschwüren) – insbesondere bei schlecht heilenden – sollte auch an Hautkrebs gedacht werden. Schlecht heilende Ulcera und Wunden gehen oft mit einem etwas erhöhten Hautkrebsrisiko einher.

„Manche Menschen haben eine Krebspersönlichkeit."

Ein direkter Zusammenhang zwischen der Persönlichkeit und der Wahrscheinlichkeit an Krebs zu erkranken konnte trotz langer Beschäftigung mit dieser Frage und zahlreichen Untersuchungen bisher nicht festgestellt werden. Allerdings muss man schon in Betracht ziehen, dass Sorgen, Depressionen oder andere psychische Belastungen den Lebensstil sehr ungünstig beeinflussen können. Mit Rauchen, ungesunden Ernährungsgewohnheiten, überhöhtem Alkoholkonsum und wenig körperlicher Aktivität sammeln sich Risikofaktoren für eine Krebserkrankung an. Es lässt sich jedoch nicht sagen, dass Eigenschaften wie Unsicherheit, Angepasstheit, Ängstlichkeit, Unterdrücken von negativen Gefühlen oder Unterwürfigkeit grundsätzlich mit einer erhöhten Neigung zu Krebserkrankungen einhergehen würden. Im Gegenzug ist „positives Denken" kein Patentrezept gegen Krankheit.

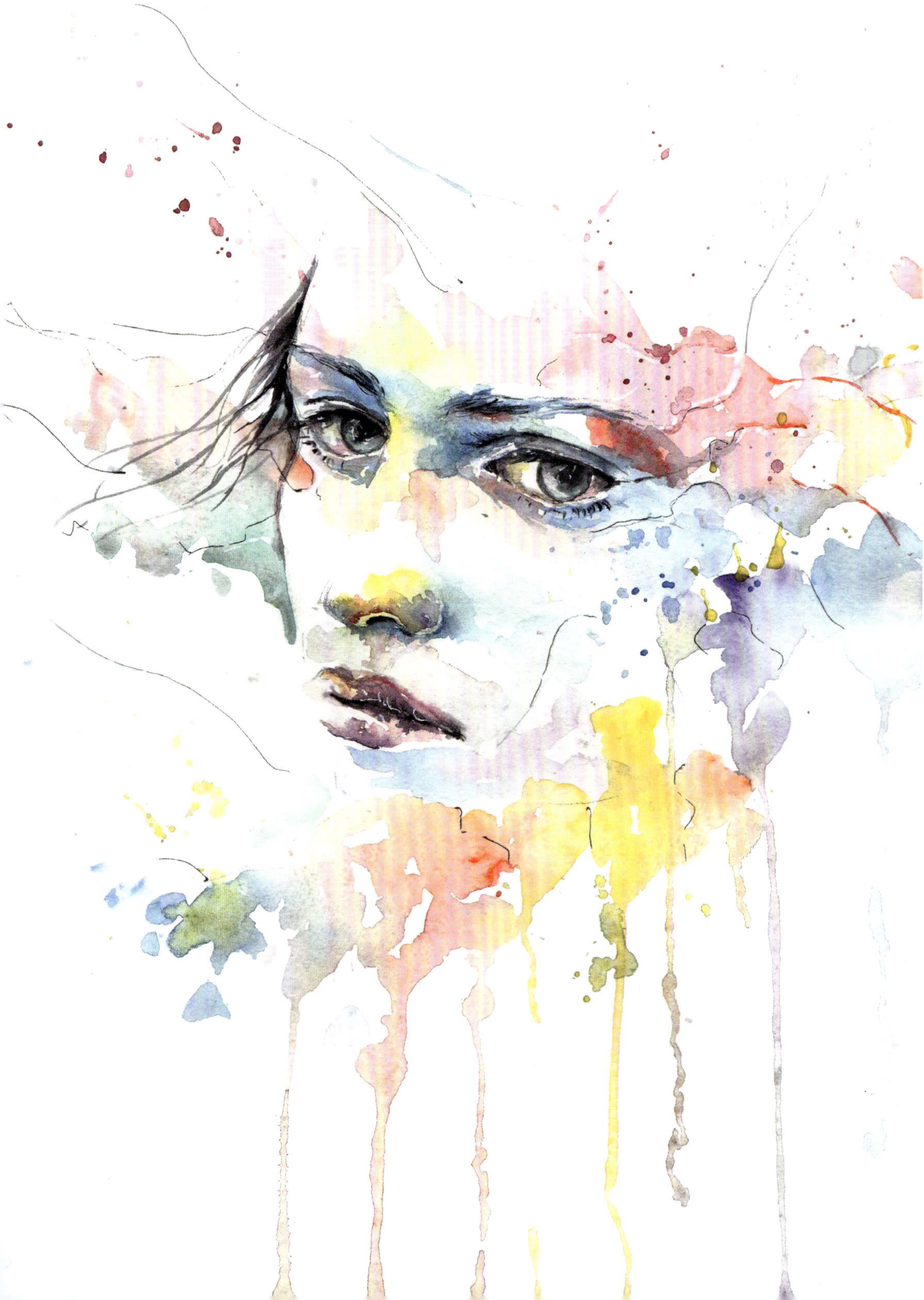

Ein Begriff, viele verschiedene Krankheiten

Hautkrebs ist nicht gleich Hautkrebs, sondern ein Sammelbegriff für annähernd hundert verschiedene Formen von Krebs. Sie gehen von unterschiedlichen Geweben oder Zelltypen aus, wachsen und verhalten sich unterschiedlich und müssen teilweise auch anders behandelt werden. Mit rund 99 Prozent der Erkrankungsfälle sind das Basalzellkarzinom, das Plattenepithelkarzinom und das maligne Melanom weitaus am häufigsten.

»»» Hautkrebs ist nicht gleich Hautkrebs – dabei handelt es sich um einen Überbegriff für zahlreiche Krebserkrankungen. Unterschieden werden sie je nach ihrem Ursprungsort. Das können zum Beispiel bestimmte Zelltypen in der Haut oder deren Anhangsgebilde sein. Insgesamt sind an die hundert Arten von Hautkrebs bekannt. Die drei bei weitem am häufigsten – man kann von einem Anteil von rund 99 Prozent an allen Hautkrebserkrankungen ausgehen – sind das maligne Melanom, das Plattenepithelkarzinom und das Basalzellkarzinom. Die übrigen sind zwar vielfältig, aber allesamt selten bis sehr selten. Ihre Erscheinungsformen variieren stark, ebenso die Neigung, Metastasen zu bilden. Nicht alle stehen mit dem Ausmaß der UV-Belastung in Verbindung. In der Folge ein Überblick zu den verschiedenen Formen von Hautkrebs.

Schwarzer Hautkrebs

Dieser Begriff steht für das **Maligne Melanom**, das aus Pigmentzellen der Haut entsteht (siehe Seite 65). Die Einteilung in schwarzen und weißen Hautkrebs hat durchaus ihre Berechtigung, entspricht aber nicht immer den Tatsachen, weil die Färbung davon abweichen kann. Der Vollständigkeit halber seien hier noch zwei eher in der Fachwelt gebräuchliche Begriffe erwähnt, die einem hin und wieder doch auch außerhalb davon begegnen. Schwarzer Hautkrebs wird da nämlich auch als melanoma skin cancer (MSC) bezeichnet, weißer Hautkrebs als non melanoma skin cancer (NMSC). Damit soll nun nicht die Verwirrung perfekt gemacht werden. Diese Bezeichnungen sind letztlich zutreffender als es der Bezug auf die Farbe allein ist.

Weißer Hautkrebs

Darunter fallen zwei Arten von Hautkrebs: das **Plattenepithelkarzinom**, das aus Zellen der oberen Epidermisschicht, die auch Plattenepithel oder Stachelzellschicht genannt wird, hervorgeht (siehe Seite 98), und das **Basalzellkarzinom**, das seinen Ausgang in Zellen der untersten Schicht der Epidermis nächst der Basalmembran nimmt (siehe Seite 102).

Andere Formen von Hautkrebs – „Roter Hautkrebs"

Maligne mesenchymale Tumore der Haut. Der Ursprung liegt im Bindegewebe (Mesenchym). Darunter ist eine Art von Hautkrebs zu verstehen, die im Gegensatz zu allen anderen vor allem am Gesäß und an den Beinen auftritt. Ein Beispiel ist das **Dermatofibrosarkom**. Der meist hautfarbene Tumor kann auch braun-gelblich oder rötlich erscheinen, ist relativ flach mit derber Oberfläche und von unregelmäßiger Form. Er wächst langsam, tritt aber nach Entfernung häufig wieder auf. Die Neigung zu Metastasen ist zwar gering, der Tumor breitet sich aber unter der Haut mit langen, unregelmäßigen Ausläufern aus, die mehrere Zentimeter lang sein können. Um seine volle Ausbreitung zu erfassen, ist ein mikroskopisch kontrolliertes chirurgisches Verfahren mit lückenloser Randschnittkontrolle am besten geeignet (siehe Seite 85). Die Entfernung erfolgt mit besonders großem Sicherheitsabstand. Wenn eine Operation nicht möglich ist, der

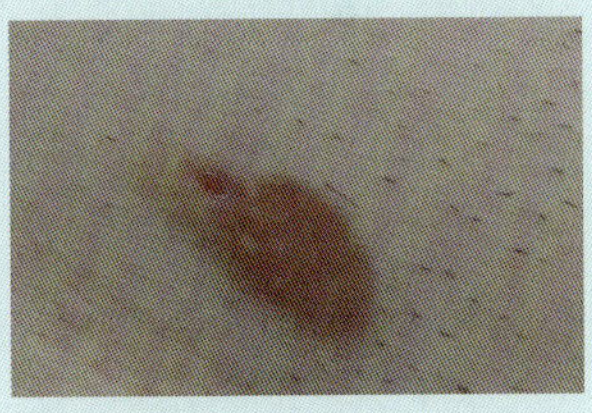

Dermatofibrosarkom

Tumor nicht vollständig entfernt werden kann oder besonders häufig Rezidive auftreten, kommt auch eine Strahlentherapie in Frage. Weiters sind pleiomorphe Sarkome, die von fibrohistiozytären Zellen ausgehen, und Leiomyosarkome, die von glatten Muskelzellen ausgehen, erwähnenswert.

Maligne Tumore des Gefäßsystems der Haut. Das Wachstum dieser meist sehr bösartigen Tumore beginnt in Blutgefäßen. Von medizingeschichtlicher Bedeutung in dieser Gruppe ist das Kaposi-Sarkom, das Anfang der 1980er Jahre vornehmlich bei Homosexuellen plötzlich vermehrt diagnostiziert wurde. Erklären konnte man sich das erst, als bei den Betroffenen eine zugrunde liegende Erkrankung identifiziert wurde, die das Immunsystem bis zum Zusammenbruch schwächt: AIDS. Zuvor war das HI-Virus noch unbekannt und das Phänomen des plötzlich gehäuften Auftretens des Kaposi-Sarkoms ein Rätsel gewesen. Eine weitere Besonderheit des Kaposi-Sarkoms ist seine Verbreitung in den Ländern des Mittelmeerraums, und nur dort, wobei keine Verbindung mit einer HIV-Infektion besteht. Wie es zu diesen Krankheitsfällen kommt, ist nicht vollständig geklärt, man vermutet jedoch einen Zusammenhang mit Herpes-Viren. Ein besonders bösartiger Blutgefäßtumor ist das Angiosarkom. Es ist vor allem bei älteren Personen im Kopfbereich zu finden, wobei der Tumor meist rötlich-blau gefärbt ist. Auch wird UV-Belastung als Auslöser diskutiert.

Maligne Tumore der Hautanhangsgebilde (Adnextumore). Hautanhangsgebilde stammen aus Hautzellen ab, haben aber ein so hohes Maß an Spezialisierung erreicht, dass sie nicht unbedingt als der Haut zugehörig wahrgenommen werden. Dazu zählen Nägel und Haare sowie Schweiß-, Talg- und

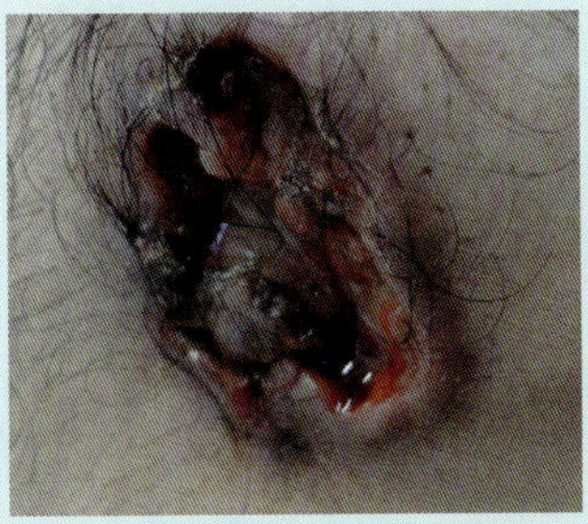

Karzinom der Milchdrüse bei einem Mann

Milchdrüsen. Tumore sind ausgehend von Schweiß- und Milchdrüsen bekannt, wobei letztere (Paget-Karzinom, Morbus Paget) zwar mehrheitlich bei Frauen vorkommen, aber auch Männer betreffen können. Adnextumore sind sehr vielfältig und zeigen keine typischen Merkmale. In Hinblick darauf ist es günstig, dass sie zumeist nur wenig aggressiv sind. Das Paget-Karzinom zum Beispiel bildet sich um die Brustwarze und ist dort als exkzemartige Hautveränderung sichtbar, setzt sich aber innerhalb der Brust entlang der Milchgänge fort. Aufgrund dessen ist bei der chirurgischen Entfernung ein großer Sicherheitsabstand und unter Umständen die Entfernung eines großen Teils der Brust erforderlich, gegebenenfalls auch der angrenzenden Lymphknoten. Adnextumore sind Paget-Karzinome, wie sie im Achsel-, Genital-, Anal- und Nabelbereich vorkommen. Auch hier ist bei der chirurgischen Entfernung ein großer Sicherheitsabstand einzuhalten.

Merkelzellkarzinom. Merkelzellen sind in den sogenannten Merkel'schen Scheiben angeordnet und nehmen die Intensität von Druck wahr, wobei sie schon auf leichteste Berührungs- und Druckreize reagieren. Beim Merkelzellkarzinom handelt es sich um einen besonders aggressiven, schnell wachsenden Tumor mit einer hohen Rezidivrate und einer hohen Neigung zu Metastasen, die bei Entdeckung des Tumors relativ häufig schon entstanden sind. Betroffen sind vor allem Menschen mit einem hellen Hauttyp, wobei die summarische UV-Belastung

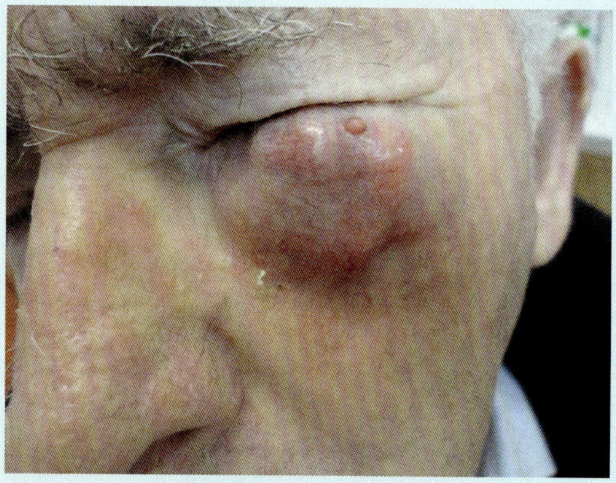

Merkelzellkarzinom

eine bedeutende Rolle spielt (Sonnenterrassen, siehe Seite 45), und Menschen mit immunsuppressiver Therapie (z.B. nach Organtransplantation) über längere Zeiträume oder einer Immunschwächeerkrankung (z.B. AIDS). Generell steigt das Risiko mit dem Alter – die meisten Erkrankungen werden bei Personen älter als 50 Jahre diagnostiziert –, bei einem geschwächten Immunsystem sind die Patienten häufig jedoch jünger. Bei rund 80 Prozent der Merkelzellkarzinome lässt sich ein Virus nachweisen: das Merkelzell-Polyomavirus, das als krebsfördernd bekannt ist. Meist zeigt sich der Tumor als derber Knoten mit roter, bläulicher oder hautartiger Färbung und teilweise beträchtlicher Größe. Ergeben die ersten Untersuchungen die Diagnose eines Merkelzellkarzinoms, folgt die chirurgische Entfernung des Tumors mit einem besonders großen Sicherheitsabstand. Weiters werden die Wächterlymphknoten auf Anwesenheit von Krebszellen kontrolliert (Sentinel-Lymphknoten-Biopsie, siehe Seite 79). Bei Befall sind sie chirurgisch zu entfernen oder gegebenenfalls mit Strahlentherapie zu behandeln. Je nach Stadium der Erkrankung können noch Chemotherapien sinnvoll sein. In nächster Zukunft ist mit der europäischen Zulassung einer Immuntherapie für das Merkelzellkarzinom (Anti-PD-L- und Anti-PD-L1-Antikörper) zu rechnen, die den programmierten Zelltod von Krebszellen auslöst.

Lymphome der Haut. Lymphome gehen von Zellen des blutbildenden Systems aus. Diese Zellen stammen ursprünglich zwar aus dem Knochenmark, man findet sie aber auch in der Haut. Ob die Krebszellen, von denen Lymphome der Haut ihren Ausgang nehmen, schon im Knochenmark entartet sind oder erst in der Haut, ist nicht geklärt. Lymphome der Haut werden je nach Ausgangszelltyp in B- und T-Zell-Lymphome sowie nicht klassifizierbare Lymphome eingeteilt.

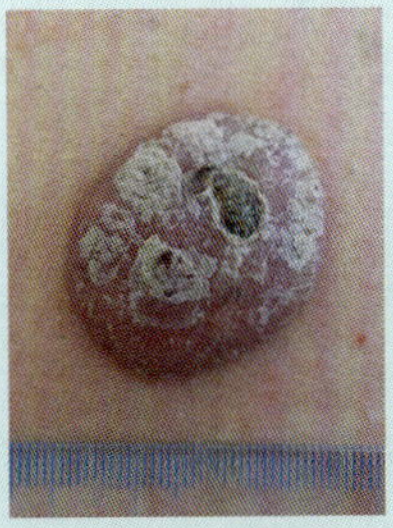

Lymphom der Haut

Hautmetastasen maligner Tumore. Verschiedene Krebsformen können Absiedelungen in der Haut bilden. An erster Stelle ist hier das maligne Melanom zu nennen (siehe Seite 66). Mit abfallender Häufigkeit kommen Hautmetastasen auch bei Brust-, Magen-, Gebärmutter-, Bronchial-, Enddarm und Nierenkrebs vor. Die Metastasen können sich sehr unterschiedlich darstellen und von flächigen oder knotigen Ansammlungen einzelner Krebszellen bis zu plattenartig verfestigtem Gewebe reichen. Abgesehen vom malignen Melanom, das häufig in der Nähe des Primärtumors streut, finden sich Hautmetastasen vorwiegend um die Körpermitte.

Basalzellkarzinom, Plattenepithelkarzinom, Malignes Melanom

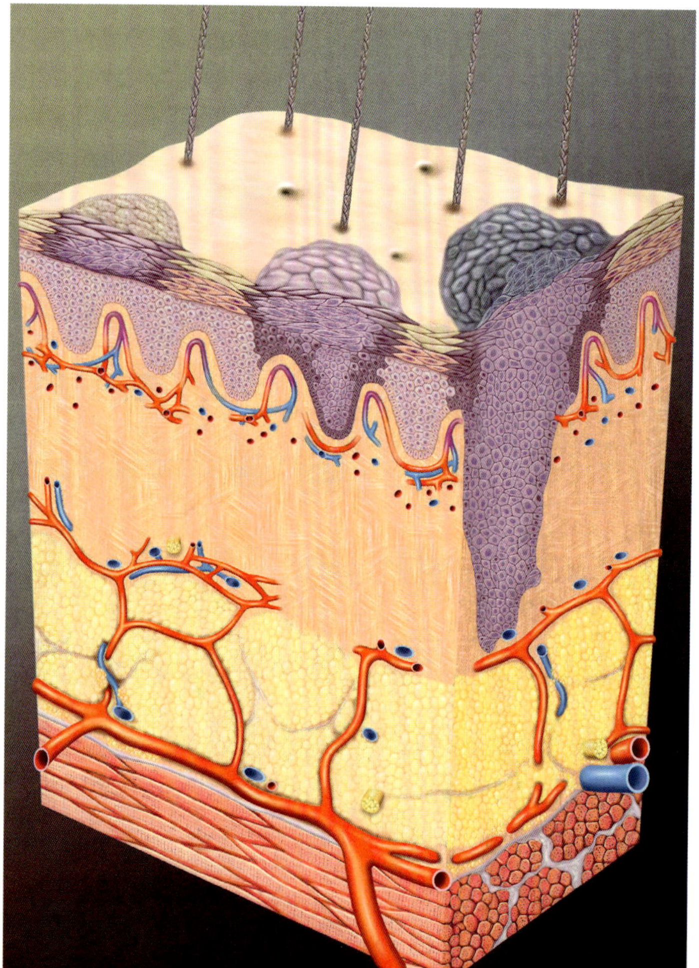

Schematische Darstellung von Basalzellkarzinom, Plattenepithelkarzinom und Malignem Melanom

Diese drei Arten werden in der Folge detailliert behandelt. Gemessen an der Gesamtzahl von Hautkrebserkrankungen entspricht ihre Häufigkeit in etwa folgender Reihung, die „roten" Hautkrebsarten machen insgesamt nur rund ein Prozent aus.

1. Basalzellkarzinom – mehr als 70 Prozent
2. Plattenepithelkarzinom – annähernd 20 Prozent
3. Malignes Melanom – etwa 10 Prozent

Glücklicherweise verhält es sich mit der Gefährlichkeit genau umgekehrt, was vor allem an der unterschiedlichen Neigung zur Bildung von Metastasen liegt.

1. Malignes Melanom
2. Plattenepithelkarzinom
3. Basalzellkarzinom

In gewissem Sinn kann man das nicht metastasierte Melanom (Melanoma in situ), das noch auf die oberen Hautschichten begrenzt ist, als den „wichtigsten" Hautkrebs bezeichnen. Wird dieser rechtzeitig erkannt, ist er mit allergrößter Wahrscheinlichkeit heilbar.

Hautkrebsrisiko im Überblick

Das Risiko, an einem malignen Melanom, einem Plattenepithel- oder Basalzellkarzinom zu erkranken, ist generell umso höher, je heller die Haut ist, je größer die UV-Belastung war und ist. Und es steigt mit zunehmendem Alter, wobei allerdings immer mehr jüngere Menschen erkranken.

Wichtig für die Hautkrebsdiagnose

- Aussehen (Form, Farbe …)
- Ausbreitung horizontal und vertikal (Eindringtiefe)
- Zelleigenschaften (Bösartigkeit, Typ/Subtyp von Hautkrebs …)

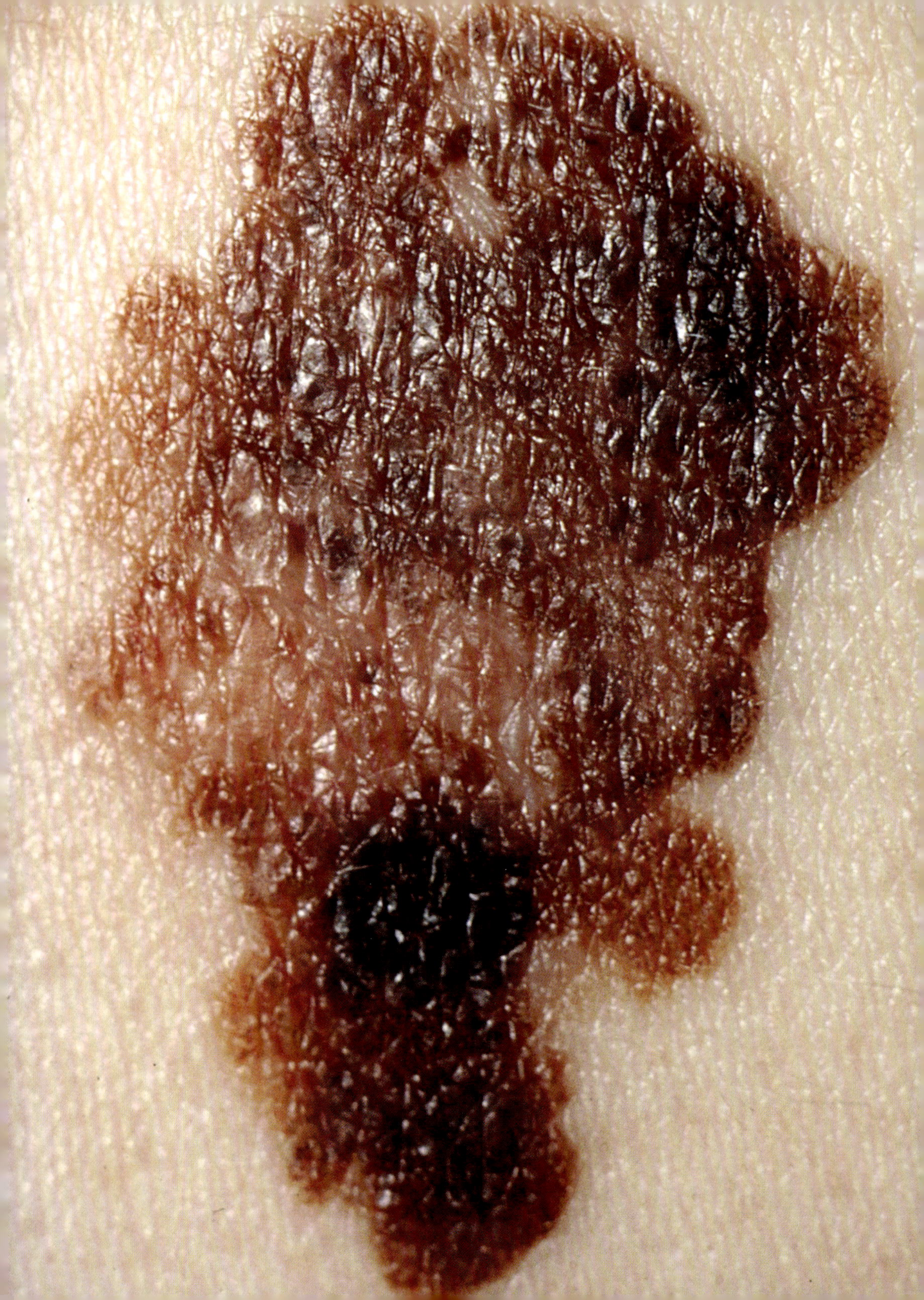

„Schwarzer Hautkrebs" – Melanom

Mit seiner ausgeprägten Neigung, Metastasen zu bilden, ist das maligne Melanom die bösartigste Form von Hautkrebs und für einen Großteil der Todesfälle verantwortlich. Gerade beim malignen Melanom macht die Forschung derzeit aber auch große Fortschritte. Neue Therapieansätze – zielgerichtete Therapien, Immun-Checkpoint-Therapien – lassen hoffen, dass diese Erkrankung in Zukunft ihren Schrecken verliert.

»»» Der Ursprung des Melanoms liegt in pigmentbildenden Zellen der Haut, den Melanozyten. Aufgrund seiner häufig dunklen Farbe wird es auch als schwarzer Hautkrebs bezeichnet. Das ist aber nicht sein wichtigstes Merkmal, sondern seine Gefährlichkeit. Beim Melanom handelt es sich um einen bösartigen, rasch tiefgehenden Tumor mit einer hohen Neigung, Metastasen zu bilden, und damit um die gefährlichste Form von Hautkrebs. Es ist für rund 90 Prozent der Todesfälle an Hautkrebs verantwortlich. Kennzeichnend für das Melanom ist weiters seine Unberechenbarkeit. Manche Dermatologen drücken es so aus: Das Melanom hält sich an keine Regeln, es macht, was es will. Das wichtigste Kriterium für die Diagnose, für die Einschätzung der Gefährlichkeit eines Melanoms ist jedenfalls seine Eindringtiefe in die Haut. Gemessen wird diese nach der Breslow-Skala, bei der die Eindringtiefe angegeben wird. Weiters gibt es noch die Einteilung nach Clarke von I (Epidermis) bis V (bis ins Fettgewebe reichend).

Die meisten Erkrankungen treten nach dem 3. Lebensjahrzehnt auf, bei Frauen in etwas jüngeren Jahren als bei Männern. Frauen erkranken doppelt so häufig wie Männer.

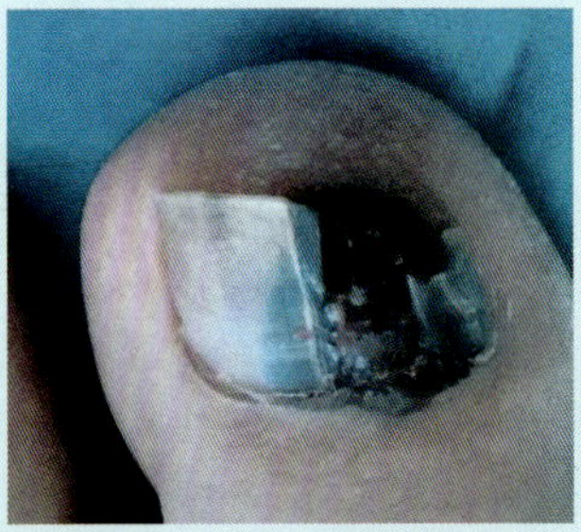

Melanom unter dem Zehennagel

Grundsätzlich kann es in allen Regionen der Haut entstehen, das schließt unter anderem die behaarte Kopfhaut, die Fußsohlen und die Haut unter den Fingernägeln ein. Sehr selten tritt es an Schleimhäuten oder im Augapfel auf. Das Vorhandensein zahlreicher Pigmentflecke – Muttermale, Sommersprossen, Leberflecke – ist von Bedeutung. Je größer die Anzahl der Pigmentflecke, desto höher ist das Erkrankungsrisiko. Allerdings müssen diese Hautfärbungen, die von Fachleuten als melanozytäre Nävi (Nävus) bezeichnet werden, nicht unbedingt der Ursprungsort des Melanoms sein. Sicher ist lediglich, dass Menschen mit vielen solchen Hautveränderungen eher ein Melanom entwickeln. Das kann aber genauso gut an einer „normalen" Hautstelle geschehen – und das tut es sogar in der Mehrzahl der Fälle.

Wenn es Erkrankungen in der nächsten Familie, also bei Verwandten ersten Grades, gibt, so besteht ein erhöhtes Risiko. Dasselbe gilt für den Fall, dass man selbst schon mal ein Melanom gehabt hat.

Der Zusammenhang mit der UV-Exposition hat sich mehrfach bestätigt. So erkranken hellhäutige und UV-empfindliche Personen, also Personen mit den Hauttypen I und II, häufiger als Personen mit den Hauttypen III und IV. Je näher dem Äquator Menschen weißer Hautfarbe („Kaukasier") leben, umso größer ist die Wahrscheinlichkeit, an einem Melanom zu erkranken. Die größte Zunahme von Erkrankungen in den letzten Jahrzehnten wurde in Körperregionen beobachtet, die bei Freizeitaktivitäten am meisten der Sonne ausgesetzt sind. Darüber hinaus spielen starke kurzzeitige UV-Expositionen, wie sie für Sonnenurlaube im Süden typisch sind, besonders für das Melanom eine risikosteigernde Rolle. Sonnenbrände in der Kindheit und Jugend erhöhen das Risiko beträchtlich, ebenso häufige Solarienbesuche. Angesichts dieser belegten Zusammenhänge würde man kaum annehmen, dass sich 80 Prozent der Melanome an normalerweise bekleideten Körperstellen finden. Es ist aber so – ein weiteres Merkmal seiner Unberechenbarkeit.

Melanom: Risiko im Überblick

- Anzahl der im Lauf des Lebens entstandenen Pigmentmale
- Summe der UV-Exposition (kumulierte UV-Exposition), wobei häufige Sonnenbrände in Kindheit und Jugend risikosteigernd wirken
- Genetische Veranlagung: Hauttyp I und II; Erkrankungen in der engsten Familie
- Häufige Solarienbesuche im frühen Erwachsenenalter

Aussehen

Das klinische Bild ist vielfältig, die Unterscheidung von harmlosen Hautveränderungen (melanozytären Nävi) ist gerade bei Frühformen oft schwierig. Trotz der Bezeichnung „schwarzer Hautkrebs" zeigt sich das Melanom auch in anderen Farben. Ein typisches Melanom wäre ein flacher und unregelmäßig dunkel gefärbter Fleck auf der Haut. Aber das Melanom kann sich auch untypisch zeigen. Der Fleck kann nicht nur braun bis schwarz gefärbt sein, er kann blau, rosa, rot oder weiß sein und genauso farblose Stellen enthalten. Manche Melanome erscheinen eher als erhabenes Knötchen. Besonders an Fußsohlen, Handflächen, Fingern oder unter Fingernägeln sieht es u.U. wie ein Fleck aus, der sich ausbreitet. Auf das Aussehen ist also – wie bei den meisten Arten von Hautkrebs – nicht viel Verlass, schon gar nicht in der frühen Phase der Krebsentstehung. Schließlich können auch harmlose Pigmentflecke unregelmäßig und unterschiedlich gefärbt sein. Aber gerade die empfiehlt es sich im Auge zu behalten.

Eine sehr praktische Methode, einem bösartigen Melanom auf die Spur zu kommen, ist die die ABDCE-Checkliste, die auch zur Selbstkontrolle gut geeignet ist (siehe Seite 142). Ein verdächtiger Fleck soll-

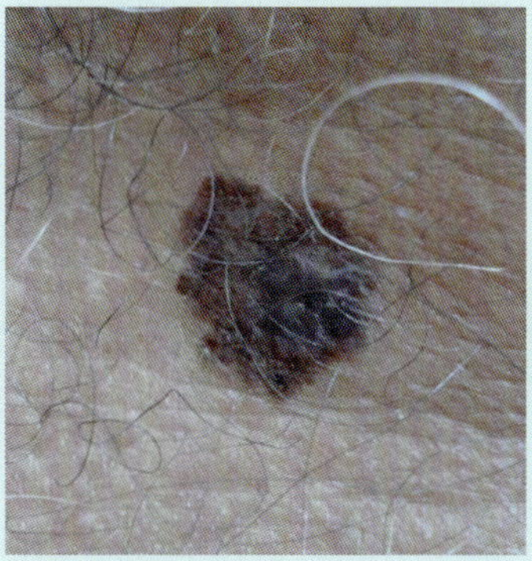

Malignes Melanom

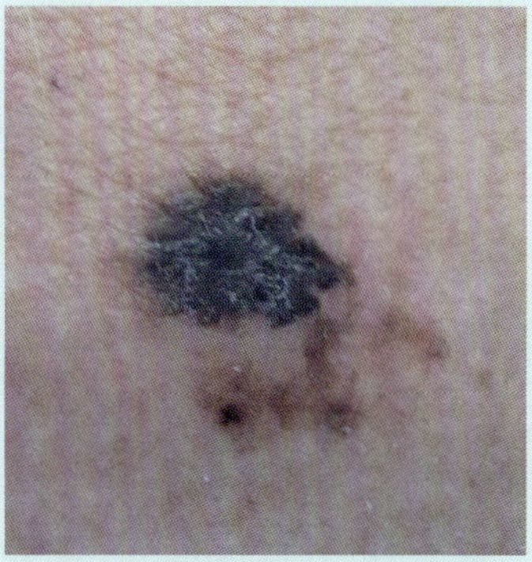

Malignes Melanom

te sofort zum Arzt führen. Einerseits geht es darum, festzustellen, ob es sich tatsächlich um einen bösartigen Tumor handelt, andererseits darum, Informationen zu sammeln, um die richtigen Behandlungsentscheidungen treffen zu können. Therapeutische Maßnahmen bei einer Krebserkrankung können ja durchaus gravierend/belastend sein, sodass sich die Entscheidungen des Arztes immer an dem Grundsatz orientieren, so intensiv wie möglich zu behandeln, aber nicht mehr als notwendig.

Welche Informationen sind das nun, die der Arzt braucht, um die beste und angemessene Therapie zu finden? Welche Eigenschaften des Tumors beeinflussen die Prognose?
Gerade bei Krebserkrankungen ist sehr oft von der Prognose die Rede. Der Begriff Prognose bezeichnet die Wahrscheinlichkeit, mit der eine Krankheit einen bestimmten Verlauf nehmen wird – gut oder schlecht. Letztlich beruht die Prognose auf Erfahrungswerten und statistischen Berechnungen. Bei Krebserkrankungen liegt die Betonung mehr auf

statistischen Berechnungen, da sie sehr intensiv beforscht werden und eine Menge von Daten vorliegt. Trotzdem: Es handelt sich immer um einen statistischen Durchschnittswert und bei einem bestimmten Menschen kann die Erkrankung einen völlig anderen Verlauf nehmen. Das kann natürlich in die eine oder andere Richtung gehen. Wichtig wäre jedenfalls, sich dieser Tatsache bewusst zu sein, wenn man die Mitteilung bekommt, Krebs zu haben. Allerdings ist das natürlich schwierig. Die Diagnose Krebs ist ein Schock und verändert plötzlich alles, das ganze Leben.

Was sind die wichtigsten Informationen für den Arzt? Auch wenn es naheliegend wäre – die Ausbreitung/Größe des Melanoms gehört nicht unbedingt dazu. Wesentlich mehr Einfluss auf die Gefährlichkeit hat die Dicke des Tumors, was gleichbedeutend ist mit der Frage, wie

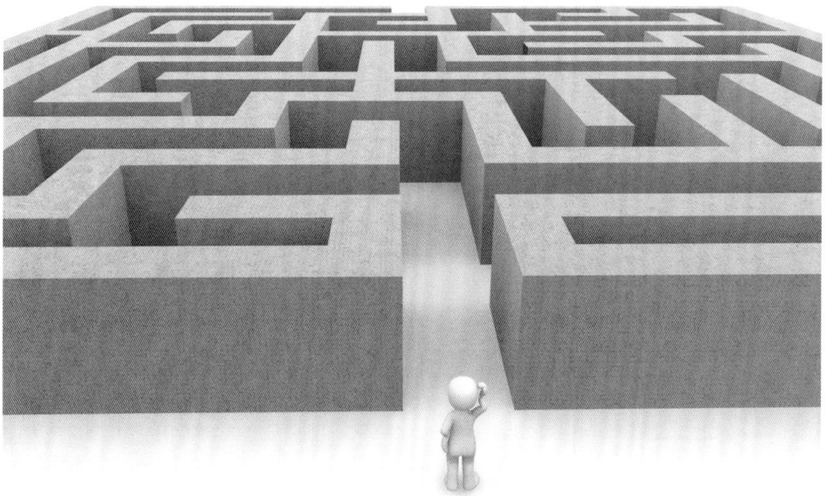

tief er in untere Hautschichten eingedrungen ist. Wesentlich ist weiters die Beschaffenheit der Oberfläche, die auf Vorgänge im Inneren hinweist. Ist sie verhältnismäßig glatt und gleichbleibend – oder sieht sie aus wie ein kleines Geschwür? Nässend, immer wieder blutend, verkrustend? Wenn das zutrifft, sprechen die Fachleute von „Ulzeration" oder „ulzerierend", abgeleitet vom lateinischen Begriff Ulcus für Geschwür. Sehr wichtig zu wissen ist weiters, wie schnell sich die Zellen teilen, also die Mitoserate, ob sich das Melanom ausgebreitet hat und vor allem wie weit. Ob nahe gelegene Lymphknoten befallen sind oder entferntere Organe, macht völlig andere therapeutische Maßnahmen notwendig.

Von entscheidender Bedeutung für die Prognose, die Heilungschancen und die nächsten Therapieschritte sind

- Eindringtiefe/Dicke
- Mitoserate
- Befall von Lymphknoten
- Metastasen

Metastasen des Melanoms betreffen in den meisten Fällen zuerst die regionalen Lymphknoten. Bei entsprechender Größe können sie als feste Knoten im jenem Bereich tastbar sein, in den die vom betroffenen Areal abgehenden Lymphbahnen führen. Schmerzhaft sind diese häufig nicht. Welche Organe danach befallen werden und in welcher Reihenfolge, ist beim Melanom im Gegensatz zu anderen Krebsarten nicht vorherzusehen. Metastasen eines Melanoms können auch in der Haut selbst auftreten. Diese liegen meist gestreut um den Primärtumor (Satellitenmetastasen), manchmal zwischen diesem und dem zugeordneten Lymphknoten und werden dann als In-Transit-Metastasen bezeichnet.

In seltenen Fällen werden Melanom-Metastasen im Körper gefunden, ohne dass in der Haut ein Melanom identifiziert werden kann. Man nimmt an, dass sich das ursprüngliche Melanom rückgebildet hat, dass also die Tumorabwehr des Körpers an dieser Stelle funktioniert hat. Wahrscheinlich deshalb stehen die Heilungschancen bei Patienten mit diesem Phänomen relativ gut.

Einteilung und Stadien der Erkrankung

Die Einteilung (Klassifizierung, Staging) von Krebserkrankungen ist jener Schritt, bei dem sich zeigt, welche Therapie sinnvoll ist. Deswegen ist die Klassifikation so wichtig und mehr als Ausdruck eines Ordnungsbedürfnisses medizinischer Forscher und Ärzte. Aufgrund der intensiven Forschungstätigkeiten zu Entstehung, Mechanismen und Behandlung von Krebs entwickeln sich die Klassifikationssysteme ständig weiter. Die wichtigsten sind hier beschrieben.

Die zentralen Faktoren Dicke, Befall von Lymphknoten und Bildung von Metastasen werden in der sogenannten **TNM-Klassifikation** erfasst. Der Buchstabe T steht für die Tumordicke. T1 zum Beispiel steht für weniger als ein Millimeter und T4 für mehr als vier Millimeter. Der Buchstabe N und die Zusatzzahl von 1 bis 3 bezeichnen die Zahl der befallenen Lymphknoten. M steht für die Art der fernen Metastasen – in der Haut, in ferneren Lymphknoten oder in anderen Organen, wobei Leber, Lunge und das Gehirn am häufigsten betroffen sind.

Ausgehend von dieser Klassifikation der Tumore wurden Melanome in fünf **Stadien** eingeteilt. Für die einzelnen Stadien gibt es weitere Unterteilungen, die unter anderem die Beschaffenheit der Oberfläche – geschwürig oder nicht – beschreiben und mit den Buchstaben A, B und C bezeichnet werden.

- **Stadium 0**: Dabei handelt es sich um ein Melanoma in situ („Melanom an Ort und Stelle"), also um einen nicht invasiven Tumor, der zwar aus bösartigen Zellen besteht, derzeit aber keine Tendenz zeigt, sich in die Tiefe auszubreiten.
- **Stadium I**: Im Stadium I ist der Tumor höchstens zwei Millimeter dick, es gibt weder Metastasen in nahen Lymphknoten noch Fernmetastasen.
- **Stadium II**: Ein Melanom im Stadium II ist dicker als zwei Millimeter, es gibt aber ebenfalls weder Metastasen in nahen Lymphknoten noch Fernmetastasen.
- **Stadium III**: Im Stadium III kann der Tumor jede Dicke aufweisen, es sind Lymphknoten befallen und/oder nahe Metastasen vorhanden.
- **Stadium IV**: Zu allen möglichen Erscheinungsformen der früheren Stadien kommt das Auftreten von Fernmetastasen dazu.

Häufig liest oder hört man davon, dass ein bestimmtes Stadium mit einer bestimmten durchschnittlichen Lebenserwartung verbunden sei. Abgesehen davon, dass dies nichts anderes bedeutet, als dass die Hälfte der Betroffenen kürzer und die andere Hälfte länger lebt, kann es beim Melanom wie bei allen Krebserkrankungen auch zu sogenannten „Spontanheilungen" kommen – und neue Therapien verändern die „durchschnittliche Lebenserwartungen" laufend.

Melanoma in situ

Dabei handelt es sich um ein frühes Entwicklungsstadium eines Melanoms, das nach chirurgischer Entfernung praktisch immer heilbar ist. Daher kommen der Selbstuntersuchung der Haut und der Vorsorgeuntersuchung durch den Arzt so große Bedeutung zu. Ist einmal ein invasives Stadium erreicht, stehen die Chancen ungleich schlechter und die Behandlung wird ungleich schwieriger.

Nach dem klinischen Bild und der Lokalisation werden nach einer Einteilung der Weltgesundheitsorganisation WHO folgende **Melanomtypen** unterschieden.

- Superfiziell spreitendes Melanom: Breitet sich an der Hautoberfläche unregelmäßig aus, ist unscharf begrenzt und unregelmäßig rötlich bis schwarz gefärbt. Dieser Typ ist mit rund 60 Prozent der häufigste.
- Primär noduläres Melanom: Erscheint häufig knotig, ist braunschwarz gefärbt und blutet leicht. Dieser Typ wächst rasch in die Tiefe, ist am gefährlichsten und bei etwa zehn Prozent der Patienten festzustellen.
- Lentigo-maligna-Melanom: Hat eine unregelmäßige Form, kann scharf oder unscharf begrenzt sein und weist eine mehrfache, scheckige Färbung auf. Dieser Typ wächst langsam und findet sich vor allem bei älteren Menschen im Gesicht. Sein Anteil liegt ebenfalls bei zehn Prozent.
- Akrolentiginöses/akrales Melanom: Ein oberflächlich wachsendes Melanom, das vor allem an Handflächen, Fußsohlen und unter den Nägeln auftritt und rund fünf Prozent der Erkrankungen ausmacht.

- Unter den verbleibenden fünf Prozent finden sich noch weitere, allesamt sehr seltene Typen des Melanoms. Dazu gehört unter anderem das amelanotische Melanom. Dabei handelt es sich um einen hautfarbenen Tumor, der sehr wenig oder gar kein Melanin bildet und daher oft nicht entdeckt wird.

Wichtige Diagnosemethoden

Die Diagnose eines Melanoms wird so wie die Diagnose jeder Krebserkrankung mit größter Sorgfalt und größtmöglicher Sicherheit gestellt. Dabei ist nicht nur die Untersuchung des verdächtigen Areals auf der Haut von Bedeutung. So fließen unter anderem der Allgemeinzustand des Betroffenen sowie die individuelle und familiäre Vorgeschichte vor allem in Hinblick auf Haut- und Hautkrebserkrankungen in die Einschätzung der Situation ein. Wenn es schon einmal eine Melanom-Erkrankung gegeben hat, ist die Wahrscheinlichkeit, an einem weiteren Melanom zu erkranken, relativ hoch.

In der Folge werden einzelne Untersuchungen beschrieben, wobei man anmerken muss, dass die Reihenfolge besonders am Anfang schon bis zu einem gewissen Grad vorgegeben ist, im Einzelfall unter Umständen aber andere Prioritäten zu setzen sind. Außerdem geht es immer um das Gesamtbild, das mehrere Untersuchungsmethoden ergeben. Einzelne Verfahren können nicht zu absolut gesicherten Ergebnissen führen.

Auch für den Arzt ist die Begutachtung von Hautveränderung anhand der ABCDE-Regel (siehe Seite 142) ein erster Schritt und die Basis. Verdächtige Hautareale werden dann im wahrsten Sinn des Wortes genauer unter die Lupe genommen. Die derzeit nachweislich beste

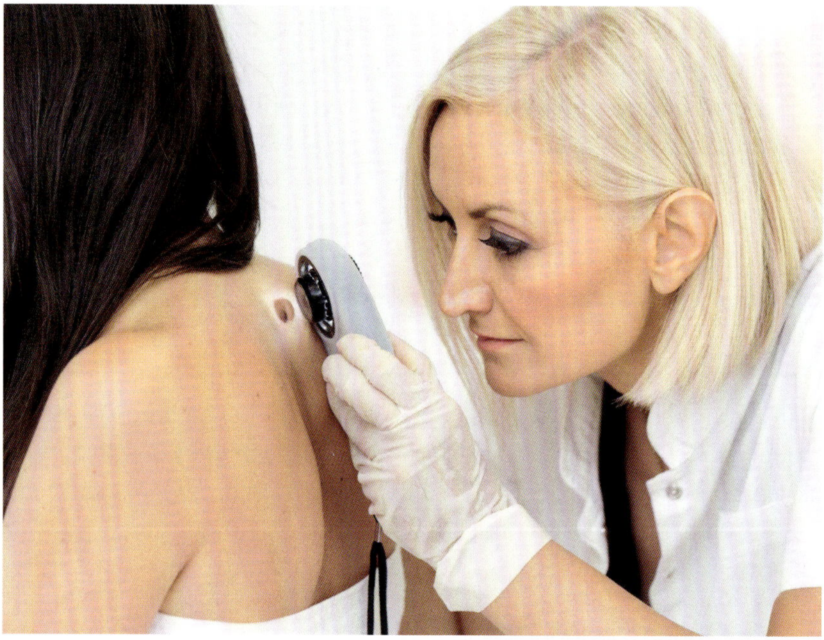

Methode ist eine besondere Variante der Auflichtmikroskopie. Dabei kommt ein sogenanntes Dermatoskop zum Einsatz, das auf die mit Öl oder Gel als Kontaktflüssigkeit vorbereitete Haut aufgesetzt wird. Die Hautoberfläche erscheint dabei in 10- bis 30-facher – bei manchen Geräten in bis zu 60-facher – Vergrößerung, sodass Form, Farbe und Oberfläche von Hautveränderungen wesentlich besser beurteilt werden können als mit dem bloßen Auge. Bis zu einem gewissen Grad ist ein Blick in die Haut hinein möglich, auch die oberen Zellschichten können betrachtet und beurteilt werden. Entsprechend geschulte Ärzte können damit sehr gut zwischen harmlosen Hautveränderungen, Melanomen und anderen Hauttumoren unterscheiden. Bei Vorliegen sehr vieler Pigmentmale kann damit eine Auswahl derjenigen Bereiche getroffen werden, die unbedingt zu entfernen sind.

Mittlerweile stehen computerunterstützte Dermatoskopie-Systeme zur Verfügung. Aufnahmen können gespeichert werden und bei neuerlichen Untersuchungen mit aktuellen Bildern verglichen. Voraussetzung dafür ist natürlich ein wiederholter Gang zum Hautarzt, was Personen mit einem erhöhten Risiko ja ans Herz zu legen ist.

Derzeit wird an einer Reihe weiterer Verfahren für diesen ersten Schritt der Diagnose gearbeitet. Als die aussichtsreichste gilt die Laserscanmikroskopie, bei der mittels Lasertechnik eine dreidimensionale Tumordiagnostik am frisch entnommenen Operationspräparat durchgeführt wird. Diese Methode kommt jedoch nur an einzelnen Zentren zum Einsatz.

Zusätzlich kann eine hochauflösende Untersuchung mittels Ultraschall (Sonografie) sinnvoll sein. Auf diese Weise kann das verdächtige Mal sehr gut vermessen werden, sowohl horizontal als auch vertikal, womit wichtige Informationen für die chirurgische Entfernung – wie erwähnt ist dabei die Eindringtiefe besonders wichtig – geliefert werden.

Bestätigt sich der Melanomverdacht bei einer Untersuchung mit dem Dermatoskop, wird die verdächtige Stelle chirurgisch entfernt, wobei besonders auf einen Sicherheitsabstand geachtet wird. Das heißt, dass ein gewisser Teil umliegender Haut mitentfernt wird. Weitere wichtige Informationen liefert nun die histologische Untersuchung. Wenn eine Hautveränderung bei der Untersuchung mit dem Dermatoskop jedoch nicht eindeutig als gut- oder bösartig klassifiziert werden kann, wird sie sicherheitshalber entfernt, zumindest aber in kurzen Zeitabständen wieder kontrolliert.

Histologische Untersuchung

Bei der Untersuchung von entnommenem Gewebe kommen verschiedene Methoden zum Einsatz wie spezielle Färbetechniken für Zellen, Zellbestandteile und -strukturen oder molekularbiologische Nachweisverfahren bestimmter Moleküle. Dabei geht es unter anderem darum, zu erfahren, ob und wie sich das Aussehen von Hautzellen im Vergleich zu normalen Zellen verändert hat, wie der Aufbau des Gewebes und wie hoch die Zellteilungsrate ist. Die Grundlage eines raschen Tumorwachstums ist letztlich ja eine hohe Zellteilungsrate, die als Mitoserate bezeichnet wird. Wenn sich Zellen teilen, ordnen sich die Chromosomen in einer ganz speziellen Art und Weise an und bilden sogenannte Zellteilungsfiguren, die mittels eigener Färbetechniken im Mikroskop sichtbar gemacht werden können. Sind nun viele solcher Zellteilungsfiguren vorhanden, muss man von einer hohen Mitoseaktivität ausgehen. Auch Tests auf die Art genetischer Veränderungen sind möglich.

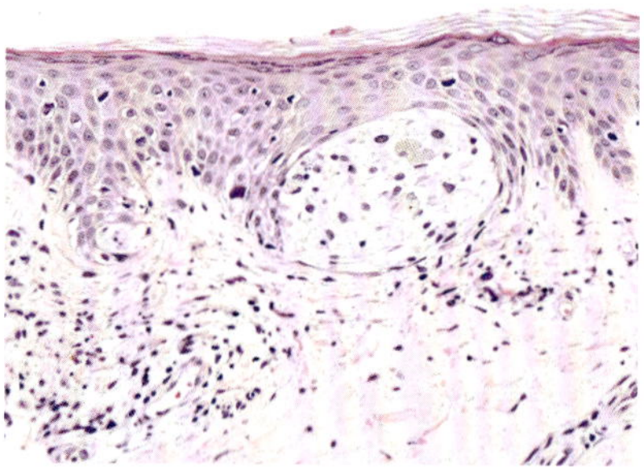

Blut, Harn & Tumormarker

Für die Einschätzung des Ausmaßes der Erkrankung, des Allgemeinzustandes des Patienten und seiner Prognose und damit wichtig für die Wahl der geeigneten Therapie(n) sind Parameter, die aus dem Blut bzw. Harn erhoben werden. Dazu gehören unter anderem das Blutbild generell und – mit Einschränkungen – Tumormarker wie S100B und LDH. Tumorzellen unterscheiden sich auch in den Proteinen, die sie auf ihrer Oberfläche tragen, von normalen Zellen. Solche für Tumorzellen charakteristische Oberflächen-Proteine werden Tumormar-

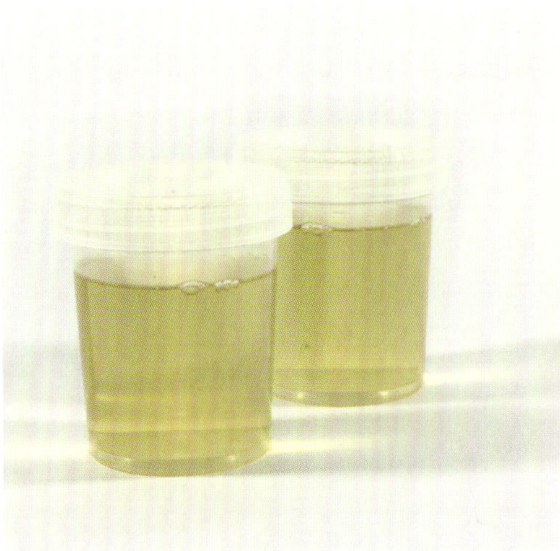

ker genannt. Einige wie LDH und S100B kommen ausschließlich auf Melanomzellen vor und finden sich in Blut und Harn. Insbesondere das Protein S-100 kann schon bei den anfänglichen Untersuchungen gemessen werden. Ein erhöhter Wert ist ein Hinweis, dient aber nicht als Nachweis der Krebserkrankung, da er auch aus verschiedenen anderen Gründen wie zum Beispiel Infektionen erhöht sein kann. Für die Verlaufskontrolle der Krebserkrankung und des Therapieerfolgs können Tumormarker jedoch wichtige Auskunftsquellen sein. Da deren Schwankungen aber eben verschiedene nicht mit dem Melanom in Verbindung stehende Ursachen haben können, ist die Aussagekraft von Tumormarkern und damit ihr Nutzen für Behandlungsentscheidungen beschränkt. Daher werden Messungen von Tumormarkern (S-100) heute weniger häufig durchgeführt als früher.

Lymphsystem & Wächterlymphknoten

Erhärtet sich der Verdacht eines bösartigen Tumors, geht es darum zu erfahren, wie weit die Krebserkrankung fortgeschritten ist. Dabei kommen weitere Diagnosemethoden zum Einsatz. Im Rahmen der klinischen Untersuchung gilt es, unter anderem und vor allem den Zustand der regionalen Lymphknoten zu überprüfen. Das Lymphsystem ist ähnlich wie die Blutbahnen ein umfangreiches System, das unter anderem der Flüssigkeitsregulation im Gewebe dient und wichtige Immunzellen beherbergt. An bestimmten Stellen finden sich Knoten, zum Beispiel seitlich am Hals, in den Achseln oder in der Leiste. Diese von einer Kapsel umschlossenen Lymphknoten sind etwa fünf bis 20 Millimeter groß. Bei erhöhter Aktivität des Immunsystems wie bei einer Infektion können die Lymphknoten tastbar vergrößert sein. Auch für den Befall durch Krebszellen beziehungsweise die Vergrößerung als Ausdruck des Kampfes mit diesen Zellen kann ein Tastbefund erste Hinweise liefern. Eine Lymphknoten-Sonografie dient der genaueren Analyse. Tatsächlich finden sich bei jedem dritten Melanom Mikrometastasen in den Lymphknoten, ohne dass dies klinisch auffallen würde.

Eine zentrale Rolle dabei spielt der Wächterlymphknoten oder Sentinel-Lymphknoten. Er nimmt als erstes die vom Tumor abfließende Lymphe und damit abwandernde Krebszellen auf. Er fungiert einerseits als „Wächter", weil dort Krebszellen abgefangen werden können. Gelingt das nicht oder nicht vollständig, kann er zum „Verteilerkreis" von Krebszellen in entferntere Teile des Körpers werden. Welcher Lymphknoten diese Rolle für das Hautareal mit dem potenziellen Hautkrebs spielt, kann nicht von vornherein gesagt werden. Daher muss der Wächterlymphknoten erst bestimmt werden, und das geschieht im Allgemeinen durch eine Lymphszintigrafie, oft in Kombination mit Färbeverfahren. Dabei werden an der Stelle des primären Tumors eine radioaktive Substanz und ein Farbstoff injiziert, die sich dann entlang der Lymphbahnen verbreiten wie es auch Krebszellen tun würden und sich im Wächterlymphknoten sammeln.

Bei sehr flachen Tumoren zum Beispiel kann die Entnahme einer Gewebsprobe mittels Biopsie ausreichen (Sentinel-Lymphknoten-Biopsie). Ab einer Tumordicke von einem Millimeter und bei Vorliegen bestimmter Risikofaktoren wird in einem zweiten Schritt seine sofortige operative Entfernung empfohlen (Lymphadenektomie). Das geschieht meist in einer zweiten Operation nach der Entfernung des Primärtumors, bei sehr großer Eindringtiefe des Primärtumors wird es häufig gleichzeitig gemacht.

Das Gewebe des Lymphknotens wird auf Krebszellen untersucht. So kann Klarheit geschaffen werden, ob sich der Tumor schon bis dahin ausgebreitet hat. Ist das der Fall, werden im Allgemeinen weitere Lymphknoten in der Umgebung entfernt. Von der Entfernung aller Lymphknoten wird heute eher Abstand genommen. Bei etwa jedem fünften Patienten mit Metastasen im Wächterlymphknoten sind allerdings weitere Lymphknoten befallen. Die Wahrscheinlichkeit hängt vor allem von der Größe und der Lokalisation der Metastase(n) im Wächterlymphknoten ab. Die Entfernung von Lymphknoten ist ein umfassender und schwerwiegender Eingriff, der fallweise einer intensiven und andauernden Nachbehandlung durch Lymphdrainagen bedarf.

Ein Wächterlymphknoten ist ein in der Region des ursprünglichen Tumors gelegener Lymphknoten, der in die Lymphbahnen gelangte Krebszellen abfangen kann.

Fernmetastasen

Muss angenommen werden, dass sich auch in anderen Körperregionen Metastasen gebildet haben (Fernmetastasen), sind weitere Untersuchungen durchzuführen. Den besten Blick in den Körper ermöglichen Tomografieverfahren, wie Computertomografie (CT), Magnetresonanztomografie (MRT, Kernspintomografie) und Positronen-Emissions-Tomografie (PET). Die genauesten Informationen liefert ein PET-Scan. Andere Untersuchungsmethoden können sinnvoll sein, um Aussagen über die Situation in speziellen Körperregionen machen zu können.

Mittels Ultraschall können innere Organe, also der Bauchraum, sehr gut auf Veränderungen untersucht werden (Abdomen-Sonografie). Zum Aufspüren von Gehirnmetastasen ist das MRT besonders geeignet. Der Befall von Knochen ist mit einem CT gut festzustellen.

Forschen, wissen und heilen

Die Entstehung einer Krebserkrankung liegt ja an nicht mehr rückgängig zu machenden Störungen und Schädigungen der Gene einer Gewebezelle. Das ist die Ursache, das weiß man. Zu den nächsten Schritten gibt es aber noch viele offene Fragen. Seitdem die Wissenschaft auf die Ebene der Moleküle vorgestoßen ist, suchen Forscher nach den molekularen Mechanismen, die sich dabei abspielen. Vieles ist bekannt, vieles noch nicht. Manche der gewonnenen Erkenntnisse helfen, diese molekularen Mechanismen besser zu verstehen – und manche Erkenntnisse zeigen, wo eine neue Therapie gegen Krebs ansetzen könnte. Von dieser Vermutung bis zu einem Medikament ist es ein sehr langer Weg, der im Schnitt mehr als 13 Jahre dauert. Von vielen denkbaren Ansatzpunkten für neue Krebstherapien bleiben nur sehr wenige über. Vor einigen Jahren aber sind tatsächlich völlig neue Medikamente verfügbar geworden. Bei Hautkrebs und dabei dem Melanom ist die Entwicklung weiter fortgeschritten als bei anderen Krebserkrankungen. Diese neuen Medikamente gehören vor allem zu zwei Gruppen: den Signalweg-Hemmern, auch Targeted Therapies genannt, bei denen es sich um kleine synthetische Moleküle handelt, und den Immuntherapeutika, bei denen es sich um sehr spezifische Antikörper handelt. Vielen Patienten können sie helfen – aber nicht allen, und vor allem nicht unbeschränkte Zeit. Das gilt zumindest für die Gegenwart. Die Zukunft ist offen.

Gentests – Untersuchung auf Genmutationen

In den letzten Jahren sind einige ganz konkrete genetische Veränderungen identifiziert worden, die für den Krankheitsverlauf beim Melanom relevant sind. So weisen mehr als 50 Prozent der Melanome eine Veränderung des Gens für ein bestimmtes Enzym auf, bei dem es sich um eine Kinase namens BRAF handelt. Diese BRAF-Kinase hat eine wichtige regulierende Funktion in einem Signalweg innerhalb der Zellen, der das Wachstum mit kontrolliert – genannt MAPK (mitogen-activated protein kinase)-Signalweg. Die Variante des aufgrund der Mutation „daueraktivierten" Gens ist die BRAF-V600-Kinase und sie ist die treibende Kraft hinter dem Phänomen, dass sich die Zellen ständig weiter teilen und Wucherungen bilden. Patienten mit dieser Mutation kommen für eine Therapie mit Hemmstoffen dieses Signalwegs – einem Stopp-Signal für die Zellteilung also – in Frage, die in den letzten Jahren entwickelt worden sind (siehe S. 87). BRAF oder Nicht-BRAF – das ist hier die Frage.

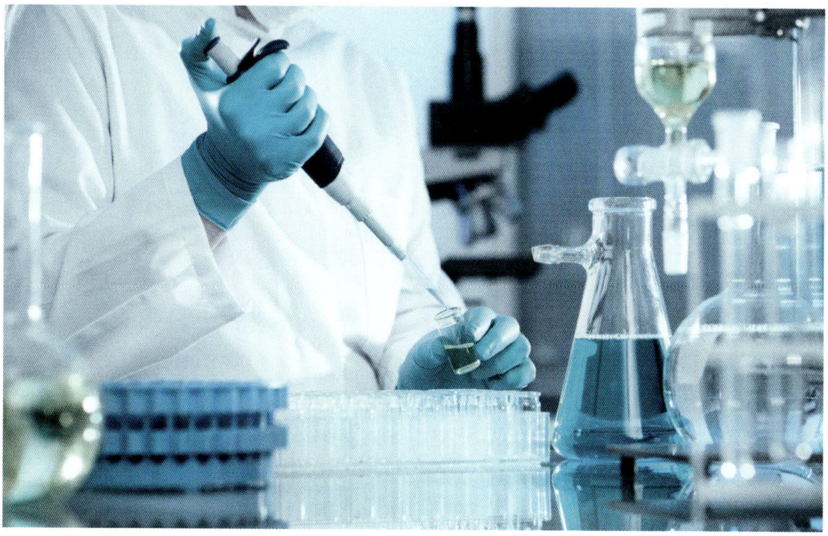

Weiters können in diesem Signalweg sogenannte c-KIT-Mutationen auftreten, allerdings nur sehr selten und das vor allem bei akralen Melanomen. Sinnvollerweise sollten c-KIT-Tests daher nur bei Melanomen an Händen oder Füßen, an Melanomen in den Schleimhäuten oder beim Aderhaut-Melanom – ein Melanom im Auge – durchgeführt werden.
Eine genetische Untersuchung wird laut den geltenden Leitlinien bei Patienten in fortgeschrittenem Stadium der Erkrankung (Stadium IIIC, IV) als sinnvoll erachtet.

Therapie des Melanoms

Grundsätzlich ist die Behandlung eines Melanoms von zahlreichen individuellen Gegebenheiten abhängig und kann sich daher von Fall zu Fall unterscheiden. Das Alter des Patienten, der Allgemeinzustand, die Lokalisierung des Primärtumors und natürlich das Stadium der Erkrankung spielen hier mit. Abgesehen davon erfordern die verschiedenen Typen des Melanoms teilweise unterschiedliche Maßnahmen. Allgemein gültige Aussagen lassen sich daher nur sehr eingeschränkt treffen.

Die Entscheidung für die eine oder andere Therapieform wird wesentlich durch das Stadium der Erkrankung bestimmt. Wird der Tumor in einem relativ frühen Stadium entdeckt, kann das Therapieziel Heilung lauten. In diesem Fall handelt es sich um eine kurative Behandlung. Ist die Krebserkrankung bereits weit fortgeschritten, geht es darum, das Leben möglichst zu verlängern, Jahre oder auch nur Monate zu gewinnen und die Lebensqualität in dieser Zeit so gut wie möglich zu erhalten oder vielleicht noch zu steigern. Bis vor kurzem hat man dann von einer palliativen, also lindernden Therapie gesprochen. Für viele Betroffene wird das so bleiben müssen, neue Therapieformen lassen jedoch hoffen, dass auch bei weit fortgeschrittenen Melanomen im Stadium III oder IV eine Heilung möglich ist. Bereits heute können viele Patienten mit Hilfe neuer Therapien wesentlich länger leben und in besserer Lebensqualität leben, als es vorher der Fall war. Eine Frage, die sich in Zusammenhang mit den neuen Therapien immer wieder stellt, ist diejenige nach der Finanzierbarkeit. Bei Signalweg-Hemmern und zielgerichteten immunologischen Therapien fallen pro Patient jährlich Medikamentenkosten in der Höhe von 100.000 bis 200.000 Euro an. Auch wenn man davon ausgeht, dass sich die Kosten nach Ablauf von Patenten drastisch verringern, so sind eine Reihe neuer Wirkstoffe und Therapien zu erwarten, die in den ersten Jahren aufgrund hoher Entwicklungskosten sehr teuer sind.

Chirurgische Entfernung

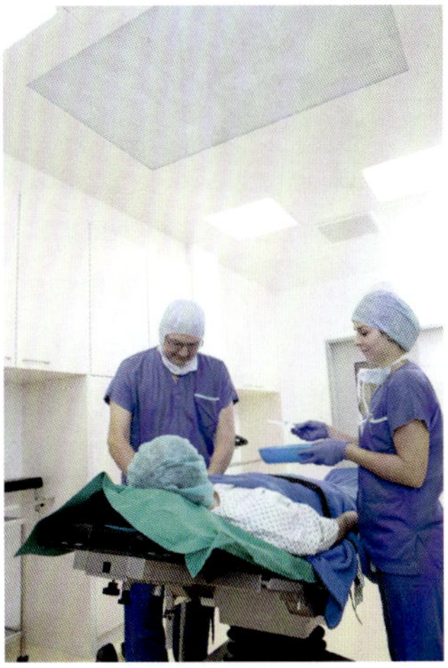

Die chirurgische Entfernung (Resektion) des Melanoms ist die wichtigste und beste Therapie. Da das Bewusstsein für diese Erkrankungen in den vergangenen Jahren deutlich gestiegen ist, sich viele Menschen daher einer regelmäßigen Hautkrebsvorsorgeuntersuchung unterziehen und sich die Möglichkeiten der Früherkennung aufgrund der Verbreitung von und technischer Fortschritte vor allem bei der Dermatoskopie deutlich verbessert haben, wird Hautkrebs heute häufig in einem sehr frühen Stadium erkannt. Das bedeutet, dass in vielen Fällen eine Heilung möglich ist, weil der Tumor vollständig operativ entfernt werden kann.

Nach der Entfernung eines Melanoms kann aufgrund der Ergebnisse der feingeweblichen Untersuchung eine zweite Operation sinnvoll sein (Nachexzision). Auch dieser Eingriff ist häufig unter örtlicher Betäubung (Lokalanästhesie) möglich. Dabei kann es darum gehen, einfach die Sicherheitszone zu vergrößern, oder darum, möglicherweise in der nächsten Umgebung vorhandene Mikrometastasen zu entfernen. Dabei müssen unter Umständen größere Hautareale entfernt werden, deren Abdeckung eine Lappenplastik oder eine kleine Hauttransplantation erfordert.

Melanome an bestimmten Stellen – sei es an besonders unzugänglichen Stellen oder im Gesicht, wo das optische Ergebnis der Operation eine größere Rolle spielt – erfordern spezielle Operationstechniken. Das gilt insbesondere für das Lentigo-maligna-Melanom. Dann kann der Eingriff unter mikroskopischer Kontrolle erfolgen (mikroskopisch kontrollierte Chirurgie; dreidimensionale Schnittkontrolle nach Breuninger). Nach Entfernung des sichtbaren Tumors wird dieser an den Rändern mikroskopisch untersucht, ob in der Haut noch Tumorreste vorhanden sind. Das zumeist rundliche Hautstück ist mit einer Torte vergleichbar, bei der man sich den äußeren Rand und den Aufbau einzelner Stücke ganz genau ansieht. Chirurgen sprechen tatsächlich von der „Tübinger Torte“, diese Operationstechnik wurde nämlich von einem Tübinger Mediziner perfektioniert. Bis die Ergebnisse der mikroskopischen Untersuchung auf Tumorspuren vorliegen, wird die Wunde nicht verschlossen, damit falls nötig weitere betroffene Stellen nachoperiert werden können. Diese Methode wird vor allem im Gesicht angewendet. Obwohl meist flach, sind Melanome hier oft schwierig mit freiem Auge von gesunder Haut abzugrenzen.

Auch die Entfernung von Melanomen an Händen, Fingern oder Zehenspitzen stellt eine besondere Herausforderung dar und erfordert spezielle Operationstechniken. In seltenen Fällen kann die teilweise oder vollständige Amputation eines Fingers oder Zehs notwendig sein.

Unter Umständen sind Metastasen eines Melanoms einer chirurgischen Entfernung zugänglich. An erster Stelle ist hier die Haut zu nennen. Das betrifft die erwähnten Mikrometastasen in der nächsten Umgebung des Primärtumors, mit freiem Auge erkennbare Satelliten-Metastasen in der Umgebung sowie die In-Transit-Metastasen zwischen dem Primärtumor und dem Wächterlymphknoten. Die Möglichkeiten der chirurgischen Entfernung von Fernmetastasen etwa in der Lunge, in der Leber oder im Gehirn hingegen sind beschränkt und nur in seltenen Fällen gegeben.

Melanom – neue Therapien

Seit 2011 zugelassene neue systemische Therapien beim Melanom

Wirkstoff	Wirkmechanismus / Angriffspunkt
Signalweg-Hemmer	
Vemurafenib	BRAF-Inhibitor
Dabrafenib	BRAF-Inhibitor
Trametinib	MEK-Inhibitor
Cobimetinib	MEK-Inhibitor
Immun-Checkpoint-Therapien	
Ipilimumab	Anti-CTLA-4-Antikörper
Pembrolizumab	Anti-PD-1-Antikörper
Nivolumab	Anti-PD-1-Antikörper
Onkolytische Virus-Therapie	
Talimogen laherparepvec	Modifiziertes onkolytisches Herpesvirus

Neue Ära in der Krebstherapie

	Signalweg-Hemmer	Immun-Checkpoint-Therapie
Prinzip der therapeutischen Wirkung	Blockierung einer bestimmten Signalübertragung in Tumorzellen	Stimulierung der Immunantwort gegen Tumorzellen
Beispiele	BRAF-Hemmer MEK-Hemmer	CTLA-4-Antikörper PD1-Antikörper

Signalweg-Hemmer/Zielgerichtete Therapie

Signalweg-Hemmer werden auch als „zielgerichtete Therapie" bezeichnet. Das rührt daher, dass ein bestimmtes Molekül, eine bestimmte Schaltstelle in der Zelle sehr selektiv blockiert wird. Es handelt sich dabei um kleine synthetische Moleküle, die als Tabletten einzunehmen sind. Mittels einer solchen zielgerichteten Therapie kann die mutierte BRAF-Kinase gehemmt werden – bei BRAF-mutationspositiven Patienten wohlgemerkt. Außerdem spricht nur jeder zweite der in Frage kommenden Patienten auf die Behandlung an. Wenn dies jedoch der Fall ist, so haben Studien gezeigt, dass die Behandlung mit BRAF-Inhibitoren das Fortschreiten der Erkrankung hinauszögert und die Lebenszeit verlängert. Bestehende Metastasen schrumpfen im Durchschnitt um rund ein Drittel. Allerdings finden Tumorzellen innerhalb nicht allzu langer Zeit alternative Signalwege, um ihr hemmungsloses Wachstum wiederaufzunehmen. Anders gesagt: Es entstehen bald Resistenzen gegen diese Medikamente, bei 50 Prozent der Patienten nach etwa sieben Monaten. Nun kennt man die Signalwege innerhalb der Zellen mittlerweile recht gut und weiß über die zahlreichen Querverbindungen und Escape-Mechanismen Bescheid. Es hat sich herausgestellt, dass die Entstehung von Resistenzen gegen BRAF-Hemmer deutlich hinausgezögert werden kann, wenn man ein weiteres Enzym aus dem betreffenden Signalweg blockiert – die MEK-Kinase. Aus diesem Grund wird in vielen Fällen eine Kombinationstherapie aus einem BRAF- und einem MEK-Kinase-Hemmer eingesetzt.

Bei sehr wenigen Betroffenen liegt eine c-KIT-Mutation vor, und wieder nur ein Teil dieser Patienten spricht auf einen Wirkstoff/Inhibitor an.

Zielgerichtete Immuntherapie/ Immun-Checkpoint-Therapie

Krebszellen können sich nicht nur durch Maskierung ihrer Oberflächenmerkmale tarnen, um der Immunabwehr zu entgehen, sie können die Immunabwehr auch manipulieren, indem sie zum Beispiel die Aktivität von T-Lymphozyten drosseln, zu deren Aufgaben die Bekämpfung entarteter Körperzellen gehört. Das geschieht, indem sie Stopp-Signale an die Immun-Checkpoints auf T-Lymphozyten senden. Zu diesen Oberflächenproteinen mit Immunantwort bremsender Funktion gehören CTLA-4 und PD-1. Checkpoint-Inhibitoren wiederum sind monoklonale Antikörper, die in Zellkultur hergestellt werden und – für Antikörper typisch – höchst selektiv an diese Checkpoints binden. Verabreicht werden sie über Infusionen. Im Endeffekt wird dadurch die Bremse gelöst, die T-Lymphozyten nehmen ihre Arbeit auf und attackieren Krebszellen. Checkpoint-Inhibitoren attackieren also nicht Krebszellen selbst, sondern fördern die Aktivität der T-Lymphozyten und damit die gegen den Tumor gerichteten Immunreaktion. Allerdings richtet sich ihre Aktivität nicht nur gegen Krebszellen, sondern auch gegen ganz normale Körperzellen (Autoimmunreaktion). Dementsprechend schwer können die Nebenwirkungen einer Behandlung mit Checkpoint-Inhibitoren sein. Neue Antikörper und Kombinationstherapie haben hier vor kurzem wesentliche Erleichterungen gebracht. Durch Anpassung der Dosis und Einsatz von Medikamenten wie Kortikosteroiden können die Nebenwirkungen auf ein akzeptables Maß gebracht werden.

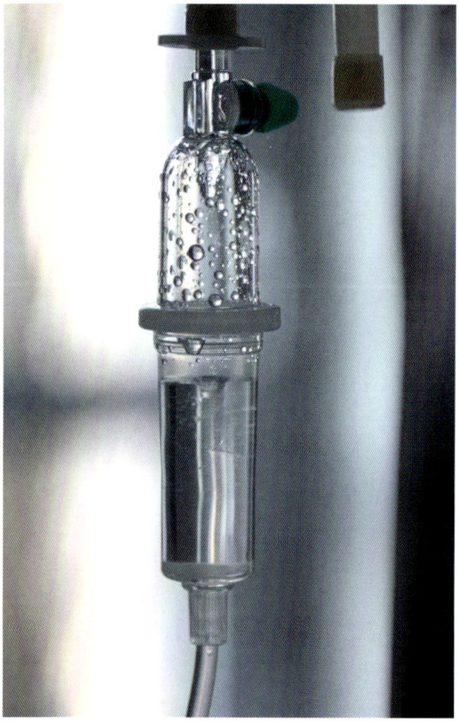

Eines der vielen ungelösten Rätsel in Zusammenhang mit Krebserkrankungen: Bei zwei Drittel jener Patienten, die die Behandlung mit Checkpoint-Inhibitoren abgebrochen haben, hielt die Wirkung dennoch eine beträchtliche Zeit an.

Checkpoint-Inhibitoren sind an sich eine Therapieoption für Patienten in einem fortgeschrittenen Stadium der Erkrankung (nicht operable Metastasen), in dem bisher nur noch wenige Möglichkeiten bestanden. Allerdings gibt es auch ein Präparat, das als „Erstlinientherapie" zugelassen ist, d.h. direkt nach der Diagnose eingesetzt werden kann.

Die Therapie mit Checkpoint-Inhibitoren ist unabhängig vom BRAF-Mutationsstatus. Es sprechen aber auch hier nicht alle Patienten an. Mit einer Kombinationstherapie sind es rund 60 Prozent. Metastasen werden kleiner. Im Vergleich zu einer Chemotherapie, die bei nicht operablen Methoden bisher häufig die einzige Wahl darstellte, ist das jedoch ein enormer Fortschritt. Denn die Erfolge einer Chemotherapie beim Melanom waren sehr gering/beschränkt. Das Melanom ist der erste solide Tumor, für den eine solche Therapie entwickelt worden ist.

Nun stellt sich die Frage, warum nicht alle Patienten auf eine Therapie mit Checkpoint-Inhibitoren ansprechen und wie man diejenigen herausfinden kann, die es tun. Diese Situation kommt in der modernen Medizin häufig vor und weist auf ein immer wichtiger werdendes Forschungsgebiet hin – die Identifizierung von Biomarkern. Um beim Beispiel der PD-1-Checkpoint-Inhibitoren zu bleiben: Es ist zwar möglich, dessen „Bremse“ in Tumorzellen nachzuweisen. Das ist jedoch nicht mehr als ein Hinweis, denn die Therapie kann durchaus auch ohne diesen Nachweis ansprechen. Es gibt also noch viel zu tun.

Ergänzende Immuntherapie

Nach der Entfernung des Tumors kann eine Unterstützung des Immunsystems durch Interferon Alpha sinnvoll sein, um das nachträgliche Auftreten von Metastasen hintanzuhalten. Ob das möglich ist, hängt von individuellen Gegebenheiten ab. Es lässt sich nicht vorhersagen, welche Patienten mehr oder weniger davon profitieren werden. Es hat sich aber gezeigt, dass eine Behandlung mit Interferon Alpha die Lebenszeit im Schnitt leicht verlängern kann. Interferone sind körpereigene Proteine, die in der Bekämpfung von Virusinfektionen und Krebszellen aktiv sind. Sie werden mittels einer In-

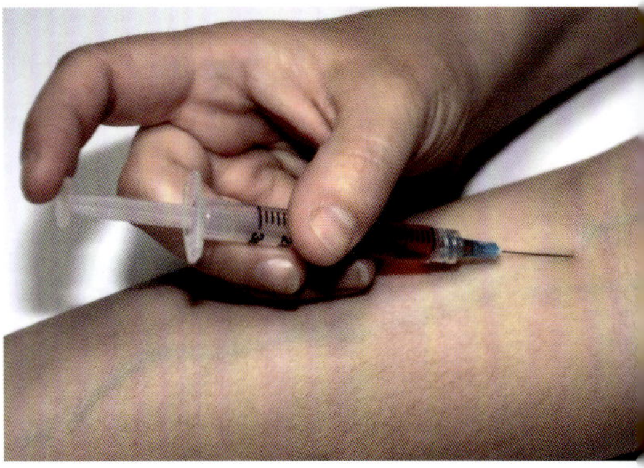

jektion verabreicht, wobei diese ähnlich wie eine Insulininjektion durch den Patienten selbst erfolgt und daher zu Hause durchgeführt werden kann.

Ein Quantensprung

Trotz der noch zu lösenden Probleme und zu beantwortenden Fragen ist unbestritten, dass die Behandlung des Melanoms in den vergangenen Jahren eine geradezu revolutionäre Entwicklung erfahren hat. Viele Betroffene müssen nicht mehr das früher praktisch unabwendbare Schicksal eines verfrühten Todes erleiden. Am Horizont steht die Möglichkeit, dass es für immer mehr Menschen möglich werden könnte, mit dem Melanom zu leben, statt an dem Melanom zu sterben.

Onkolytische Viren

Ein völlig anderes und ebenfalls neues Wirkprinzip nutzt man bei der Verwendung onkolytischer Viren. Dabei handelt es sich um Herpesviren (Herpes simplex Typ I), die genetisch so verändert sind, dass sie sich nur in Tumorzellen vermehren können – so lange, bis diese platzen. Darüber hinaus enthalten diese modifizierten Viren die Gene für einen immunstimulierenden Botenstoff (GM-CSF, granulocyte macrophage colony-stimulating factor), der produziert wird, solange die Zelle noch intakt ist. Dadurch werden Makrophagen (weiße Blutkörperchen) angeregt, sich zu teilen. Diese Herpesviren können keine Nervenzellen befallen, womit auch kein Risiko einer Gehirnhautentzündung gegeben ist. Erste Studien zeigen, dass die Lebenszeit der behandelten Patienten verlängert wird.

Diese Therapie ist derzeit allerdings nur für eine ganz spezielle Patientengruppe geeignet, nämlich jene in einem fortgeschrittenen Stadium der Erkrankung, die Metastasen in der Haut und/oder Lymphknoten aufweisen. Sind andere innere Organe befallen, wird sie nicht angewandt. Das könnte sich jedoch durch die Kombination mit anderen Therapien – etwa Checkpoint-Inhibitoren – ändern. Die Ergebnisse entsprechender Untersuchungen stehen derzeit noch aus.

Zukunft Kombinationstherapie

Aller Voraussicht nach wird die Behandlung des Melanoms so wie die Krebstherapie generell in Zukunft von Kombinationstherapien geprägt sein. Derzeit läuft eine Reihe von klinischen Studien, um die Wirksamkeit verschiedenster Kombinationstherapien zu untersuchen. Weiterentwicklungen von vorhandenen Präparaten und völlig neue Wirkprinzipien sind zu erwarten.

Chemotherapie

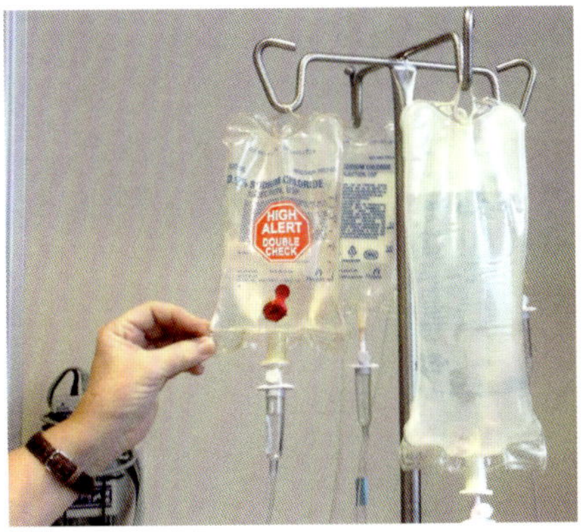

Hauptsächlich wird eine Chemotherapie bei Vorliegen von Fernmetastasen verwendet, wobei deren Bedeutung durch die neuen Therapien wie Signalweg- und Checkpoint-Hemmer zurückgeht. Dabei kommen klassische Zytostatika zur Anwendung, die die Zellteilung hemmen – mit den bekannten und gravierenden Nebenwirkungen. Darüber hinaus ist deren Wirksamkeit beim Melanom äußerst beschränkt. Nur wenige Patienten sprechen überhaupt darauf an – und wenn, dann in einem geringen Ausmaß.

Strahlentherapie

Eine Strahlentherapie mit Röntgenstrahlen oder radioaktiver Strahlung ist beim Melanom nur in besonderen Situationen angebracht. Ein Beispiel wäre ein Lentigo-maligna-Melanom, das aufgrund seiner Größe nicht operativ entfernt werden kann oder sich an einem für eine Operation nicht zugänglichen Ort befindet. Auch wenn die mit einer Operation verbundenen Belastungen wegen des hohen Alters oder des schlechten Allgemeinzustands eines Patienten zu hoch wären, kann eine Strahlentherapie erwogen werden. Weiters können bei der Entfernung eines Melanoms nicht operable Reste verbleiben – sogenannte Residualtumore – die dann bestrahlt werden. Schließlich kann eine Strahlentherapie eine palliative Funktion haben, indem nicht operable Metastasen zum Beispiel in Knochen oder im Gehirn bestrahlt werden, um sie zu verkleinern und die Schmerzen zu lindern.

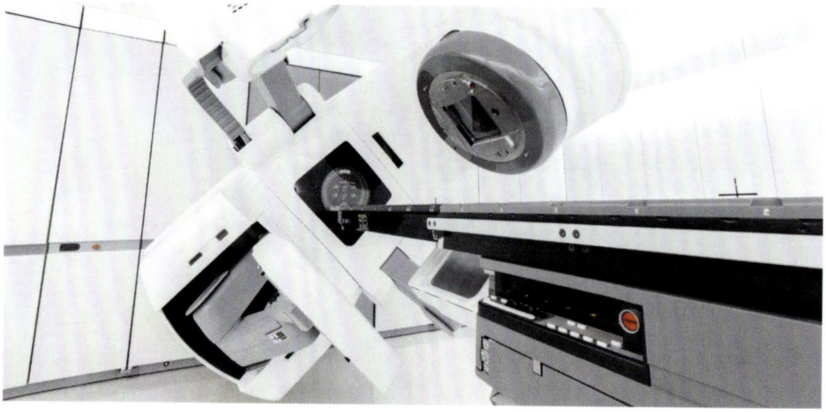

Veraltet, selten sinnvoll oder noch im Experimentalstadium

Die früher mangels Alternativen eingesetzten Behandlungen mit dem immunstimulierenden Wirkstoff Levamisol – an sich ein Wurmmittel – oder dem Tuberkulose-Impfstoff BCG werden heute nicht mehr empfohlen. Vereinzelte Fallberichte werden noch zur Anwendung der sogenannten Extremitätenperfusion bei zahlreichen Hautmetastasen veröffentlicht, im Großen und Ganzen hat diese Methode heute aber keine Bedeutung mehr und wird von vielen Ärzten auch abgelehnt. Dabei werden Gliedmaßen abgebunden und erwärmt. Das Blut wird abgeleitet und mit Zytostatika versetzt. Die Behandlung dauert ungefähr eine Stunde.

Ebenfalls zur Behandlung von Hautmetastasen wird in Kombination mit Zytostatika in manchen Fällen eine Elektrotherapie verabreicht. Dabei werden die Metastasen direkt mit Strom behandelt.

Noch im Stadium der Entwicklung sind Immunimpfstoffe, die aus aktivierten körpereigenen Immunzellen bestehen.

Komplementärmedizinische Verfahren

Komplementärmedizinische Verfahren und Präparate können dem Betroffenen guttun und die Lebensqualität steigern. Sie dürfen nur nicht schaden. Daher sei hier ein Gespräch darüber mit dem behandelnden Arzt ans Herz gelegt.

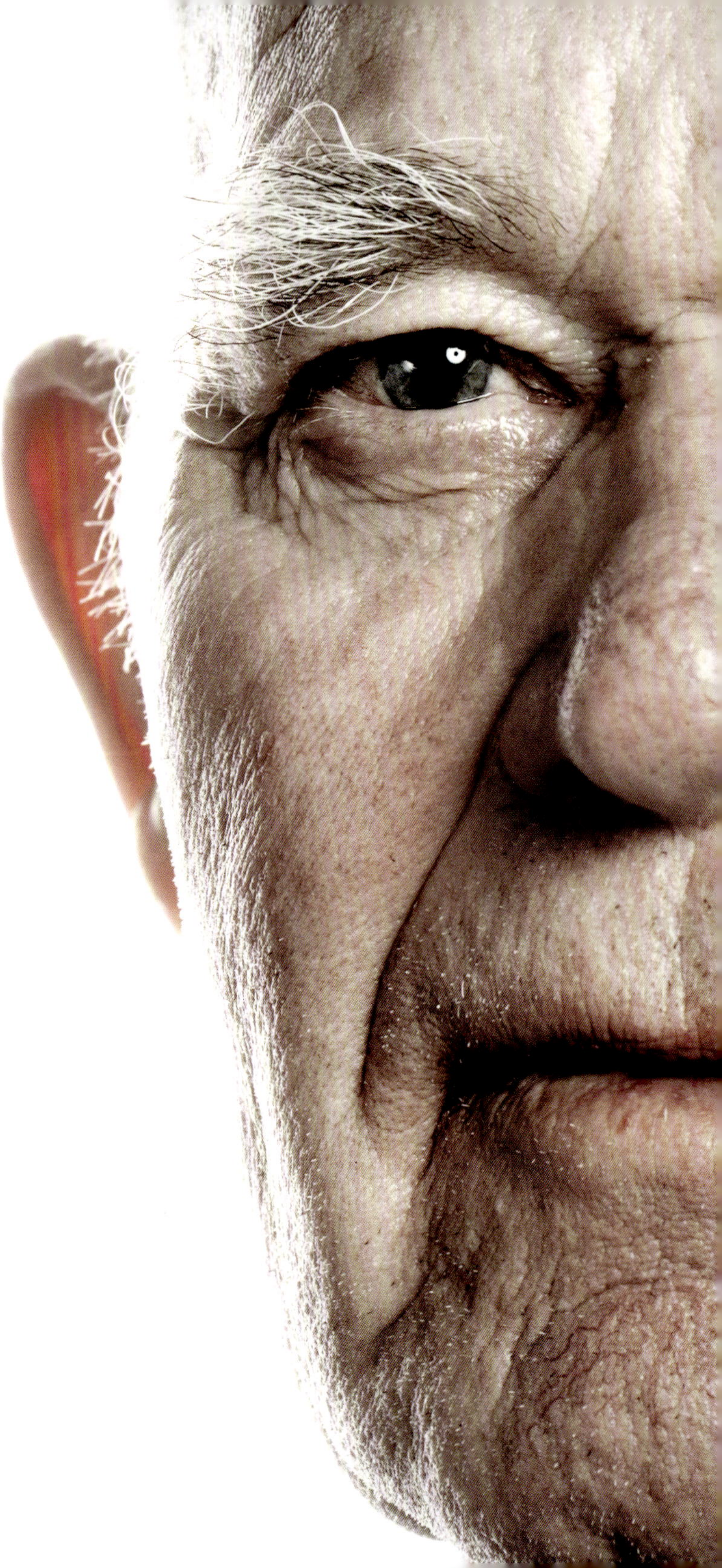

„Weißer Hautkrebs“ – Plattenepithelkarzinom, Basalzellkarzinom

In diese Gruppe fällt mit dem Basalzellkarzinom der häufigste Hautkrebs überhaupt, der aber im Vergleich zum Plattenepithelkarzinom oder gar dem malignen Melanom erfreulicherweise der am wenigsten gefährliche ist. Die Formen von weißem Hautkrebs sind vielfältig und ähneln sich teilweise. In der Therapie kommen großteils dieselben Verfahren zum Einsatz, wobei diese je nach individuellen Erfordernissen abgestimmt werden müssen.

Plattenepithelkarzinom/Spinaliom

»»» Das Plattenepithelkarzinom (Spinaliom, Stachelzellkarzinom) entsteht, wie der Name schon sagt, im Plattenepithel. Dabei handelt es sich um obere Hautschichten, die aus abgeflachten, ineinander verzahnten Zellen bestehen, die schützend wie eben Platten auf der Haut aufliegen. So ein Plattenepithel findet sich an sehr unterschiedlichen Körperstellen, von denen auch Tumore ausgehen können, z.B. das Vaginalkarzinom oder das Ösophaguskarzinom. Von einem Plattenepithelkarzinom ist dann die Rede, wenn es sich an der Körperoberfläche befindet und ein bestimmtes Aussehen mit zum Beispiel einem Hornpropf sowie histologische Merkmale aufweist.

Kennzeichnend für das Plattenepithelkarzinom sind zwei Eigenschaften:

- Das Plattenepithelkarzinom entsteht meist, aber nicht zwangsweise, aus einer aktinischen Keratose als Vorstufe
- Bei einem kleinen Teil der Betroffenen – in Einzelfällen – bilden sich Metastasen

Aktinische Keratose

Eine aktinische/solare Keratose bildet sich vor allem an lange und intensiv der Sonne ausgesetzten Stellen, also den schon bekannten Sonnenterrassen. Bei Männern sind wegen der meist kürzeren Haare darüber hinaus besonders die Ohren und der Nacken zu erwähnen und wegen der größeren Tendenz, mit zunehmendem Alter selbige teilweise oder ganz zu verlieren, die Glatze. Auch Handrücken sind relativ häufig betroffen. Eine typische aktinische Keratose ist eine kleine flächige Erhebung auf einer rötlichen Hautstelle mit rauer, schuppiger, krustiger Oberfläche, die einer festen Hornschicht gleicht. Hinter

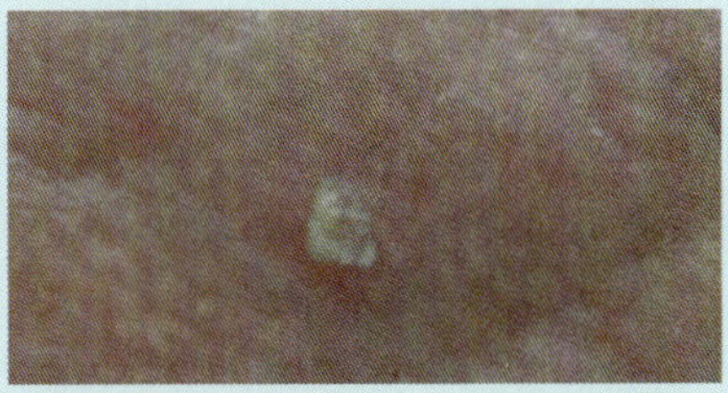

Aktinische Keratose

der Bezeichnung Keratose versteckt sich die griechische Bezeichnung „Keratos" für Horn. Versucht man diese krustige Schichte abzulösen, blutet die Stelle leicht – das ist ein weiteres Charakteristikum aktinischer Keratosen. Aussehen können aktinische Keratosen allerdings sehr unterschiedlich. Es kann sich um anhaltend gerötete Stellen handeln oder um Verhornungen, die bis zu einem mehrere Zentimeter hohen Hauthorn gehen können. Hier ist die Erfahrung des Dermatologen gefragt, denn die wichtigste diagnostische Maßnahme ist die Beurteilung durch den Arzt, wobei ein Dermatoskop hilfreich sein kann. Wie bei verdächtigen Hautstellen generell, so können auch hier die Entnahme einer Gewebeprobe und die histologische, unter Umständen immunhistochemische Untersuchung Klarheit schaffen.

Eine solche Hautveränderung auf sonnenbelasteter Haut ist bösartig, streut aber nicht unbedingt. Etwa fünf bis zehn Prozent solcher Läsionen gehen tatsächlich in ein invasives Plattenepithelkarzinom über. Die normalen Zellen des Plattenepithels haben sich nämlich bereits in Richtung Krebszellen verändert und weisen die entsprechenden histologischen und molekularbiologischen Merkmale auf. Allerdings sind diese Veränderungen noch auf einen im Allgemeinen recht kleinen Bereich beschränkt. Eine Ausbreitung in die Tiefe oder gar in andere Körperregionen hat nicht stattgefunden. Noch nicht. Niemand kann sagen, ob und wann dies geschehen wird. Somit hat man es mit einem vom Melanom schon bekannten Zustand zu tun, nämlich einem Carcinoma in situ. Und das heißt wiederum, dass etwas dagegen getan werden muss. Neben der aktinischen Keratose gibt es weitere Formen eines Carcinoma in situ, die sich in ein invasives Plattenepithelkarzinom weiterentwickeln können (siehe Tabelle unten). Deren Entstehung und Entwicklung hängen unter anderem von der Einbindung verschiedener Zelltypen ab und von der Art des Krebswachstums.

Die aktinische Keratose wird manchmal als Präkanzerose bezeichnet. Allerdings ist „Präkanzerose" ein tückischer Begriff. Einerseits handelt es sich dabei nicht um eine Vorstufe von Krebs, sondern um eine begrenzte Krebserkrankung – eben um ein Carcinoma in situ. Andererseits wird der Begriff auch für Hautveränderungen verwendet, die noch nichts von einer Krebserkrankung an sich haben.

Plattenepithelkarzinom: Carcinoma in situ

Varianten	Merkmale	Auftreten	Wichtige Risikofaktoren
Aktinische Keratose	Verschiedene Hautveränderungen, typisch: rötliche, schuppende Flecke	Sonnenterrassen	UV-Belastung
Morbus Bowen	Rötliche Platte (Plaque) mit krustiger, schuppender Oberfläche	Sonnenterrassen, auch andere Körperregionen	UV-Belastung
Erythroplasie Queyrat	Rote Stellen mit körniger Oberfläche	Genitalschleimhaut	Papilloma-Virus (HPV)
Karzinom der Mundschleimhaut	Rote oder weiße Stellen	Wangenbereich oder harter Gaumen	Papilloma-Virus und Nikotin

Neben der Exposition gegenüber UV-Strahlung ist wie bei Hautkrebs generell ein sehr heller oder heller Hauttyp als Risikofaktor zu sehen. Rund 90 Prozent der Plattenepithelkarzinome treten im Kopfbereich auf, daneben sind Hände und Unterarme am häufigsten betroffen – also die schon bekannten Sonnenterrassen. Selten wird das Plattenepithelkarzinom auch an Schleimhäuten (Mundschleimhaut, Genitalbereich) beobachtet, wobei Nikotinmissbrauch beziehungsweise Infektionen mit Viren (Papilloma-Virus, HPV) eine bedeutende Rolle spielen. Das Durchschnittsalter, in dem die Erkrankung festgestellt wird, liegt bei etwa 70 Jahren.

Plattenepithelkarzinom: Risikofaktoren im Überblick

- **Kumulative UV-Belastung („aktinische Belastung") durch Sonne oder Solarium, besonders bei Hauttyp I und II**
- Höheres Lebensalter
- Chronische Hautschäden abgesehen von UV-Strahlung durch zum Beispiel Verbrennungen, langjährige Schweißarbeiten, Entzündungen, Strahlentherapie bedingt

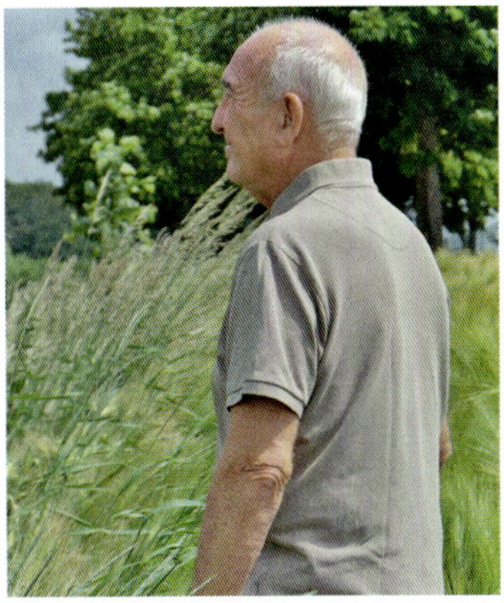

Aussehen

Ein typisches Plattenepithelkarzinom zeigt sich anfangs als kleines, einige Millimeter umspannendes Areal mit einer Auflage fester Hornschicht beziehungsweise sich ausbreitender aktinischer Keratose (siehe S. 99). Nach einiger Zeit beginnt ein ausgeprägtes Wachstum in die Höhe oder zur Seite, wobei mehrere Typen nach Aussehen und Zelleigenschaften zu unterscheiden sind: ein Hornpfropf mit meist einem weniger verhornten Rand an der Basis (knotig-keratotischer Typ), eine knotige Geschwulst mit einer zentralen Wunde (knotig-ulzerierender

Typ) und ein „karfiolähnlicher", häufig blutender Tumor ohne Verhornung (nackt-papillärer Typ). In manchen Fällen ist die Abgrenzung von einem Basaliom schwierig – sowohl vom Aussehen her als auch von der Histologie. Fallweise wird ein Tumor mit den Merkmalen eines Plattenepithel- und eines Basalzellkarzinoms gefunden.

Basalzellkarzinom/Basaliom

Das Basalzellkarzinom (Basaliom) entsteht in der untersten Schichte der Epidermis, im sogenannten Stratum basale, das nächst der Basalmembran liegt. Zumeist bildet es sich an ganz bestimmten Stellen, nämlich in den Haarfollikeln. Kennzeichnend für das Basaliom ist, dass es im Vergleich zu anderen Tumoren im Allgemeinen sehr langsam wächst und bis auf extrem seltene Ausnahmen keine Metastasen bildet. Allerdings kann sich ein unbehandeltes Basaliom mit der Zeit weit ausbreiten und in tiefere Hautschichten und sogar bis in Knochen vordringen und sie zerstören. Ohne rechtzeitige Behandlung können daher gravierende und vor allem im Gesicht auch entstellende Läsionen entstehen. Erreicht ein unbehandeltes Basalzellkarzinom etwa die Halsschlagader oder die Gehirnbasis (Frontobasis), so kann es zum Tod führen.

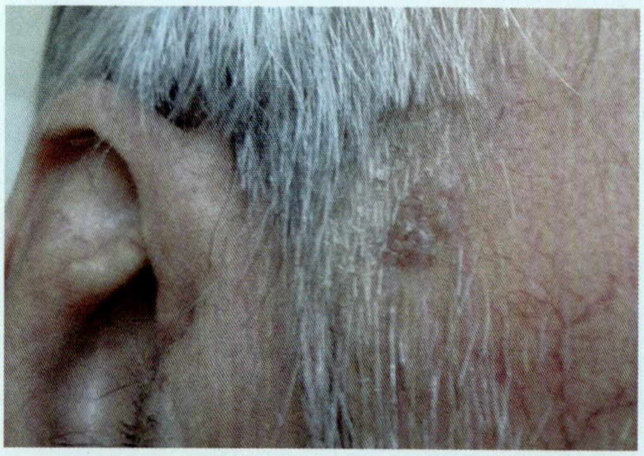

Basalzellkarzinom

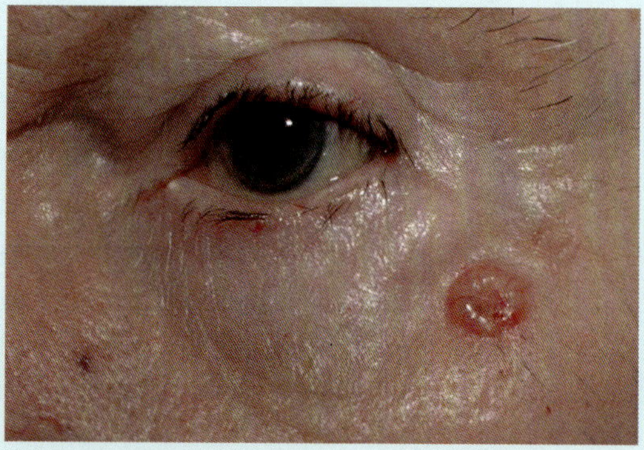

Basalzellkarzinom

Stark sonnenexponierte Regionen (Sonnenterrassen) sind weitaus am stärksten betroffen. Dazu gehören Nase, Ohren, Nacken, Handrücken und Unterarme. Rund 80 Prozent der Basaliome treten im Gesicht auf. Neben der Exposition gegenüber UV-Strahlung sind wie bei Hautkrebs generell ein sehr heller oder heller Hauttyp als Risikofaktor zu sehen. Bis vor nicht allzu langer Zeit waren Basaliome eher eine Erkrankung fortgeschrittenen Alters mit den meisten Fällen zwischen dem 60. und 70. Lebensjahr. Mittlerweile sind jedoch immer häufiger auch jüngere Menschen betroffen, was als eine Folge steigender Sonnenexposition in der Freizeit zu betrachten ist.

Basalzellkarzinom: Risikofaktoren im Überblick

- **Kumulative UV-Belastung („aktinische Belastung") durch Sonne oder Solarium; besonders bei Hauttyp I und II**
- Basalzellkarzinom-Syndrom (Gorlin-Goltz-Syndrom) mit zahlreichen Basalzellkarzinomen am ganzen Körper
- „Narbenbasaliom" z.B. bei chronischen Geschwüren am Unterschenkel aufgrund von Venenleiden
- Chronische Hautschäden (abgesehen von UV-Schäden) z.B. durch Verbrennungen, Entzündungen, Strahlentherapie, Hautflechten

Aussehen

Genau genommen handelt es sich hier um eine Gruppe von Krebserkrankungen, die aufgrund des gemeinsamen Ursprungs aber unter diesem einen Begriff zusammengefasst werden. Dementsprechend groß ist die Vielfalt der Erscheinungsformen, die nach Wachstumsart, Potenzial zur Zerstörung von Gewebe und Pigmentierung in drei Hauptgruppen unterteilt werden.

Die meisten Basalzellkarzinome, nämlich rund 80 Prozent, sind dem soliden bzw. **knotigen (nodulären) Typ** zuzuordnen. Dabei erscheint anfangs eine relativ flache, hautfarbene Erhebung mit glasiger Oberfläche, die auch eine gelblich-rötliche Färbung aufweisen kann und von kleinen Blutgefäßen durchzogen ist. Typischerweise wird die Erhebung von einem mehr oder weniger kreisförmigen Wulst mit hell-glasigen, perlenähnlichen Knötchen umschlossen. In der Mitte bildet sich mit der Zeit häufig eine Mulde, nicht selten geht diese in eine chronische „ulzerierende" Wunde über. Ein Basalzellkarzinom vom planen bzw. **superfiziellen Typ** bleibt sehr flach und in seinem Wachstum auf das Hautniveau oder darunter beschränkt. Dazu gehören etwa zehn Prozent der Erkrankungsfälle. Ein weiterer Typ ist zum Beispiel das **sklerodermiforme Basalzellkarzinom**, das an Narben erinnert. Ein Merkmal von Basalzellkarzinomen generell sind einzelne kleine und immer wiederkehrende Blutungen.

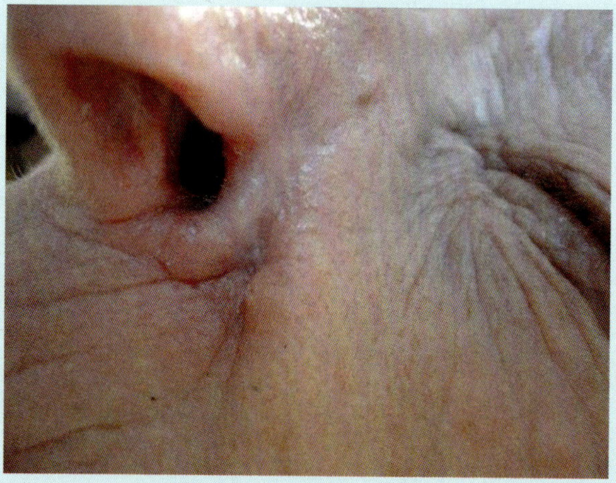

Teilweise Zerstörung des Nasenflügels infolge eines Basalzellkarzinoms

Aktinische Keratose, Plattenepithelzellkarzinom, Basalzellkarzinom

Diagnose

Auch für die Erkennung eines „weißen Hautkrebses", also aktinische Keratose beziehungsweise Plattenepithelzellkarzinom und Basalzellkarzinom, steht die ärztliche Expertise an erster Stelle. Die sogenannte „Blickdiagnose" hat bei der Beurteilung einer verdächtigen Hautveränderung große Bedeutung. Unterstützung und zusätzliche Informationen liefert die Untersuchung mit dem Dermatoskop. Kann auch dann nicht gesagt werden, ob es sich um eine bösartige Hautveränderung handelt oder erhärtet sich ein diesbezüglicher Verdacht, kommen weitere Diagnosemethoden zum Einsatz. Dabei können sich Diagnose und Therapie überschneiden, da ja die Entnahme der Probe für die histologische Untersuchung gleichzeitig die vollständige Entfernung des Tumors und damit eine abgeschlossene Therapie sein kann. Die histologische Untersuchung schafft dann endgültig Klarheit über den Status der Hautveränderung. Vor allem in den Anfangsphasen können die verschiedenen Arten von weißem Hautkrebs sehr ähnlich aussehen, sodass die histologische Untersuchung und andere Tests für die Bestimmung der Krebserkrankung wesentlich sein können. So tragen die Krebszellen bei einem Basalzellkarzinom ein Molekül namens EpCAM in der Zellmembran, das sich mit einer immunhistochemischen Färbung nachweisen lässt. Bei einem Plattenepithelkarzinom fehlt dieses Molekül. Sind weitere Behandlungen notwendig, hängt es von mehreren Faktoren wie flächenmäßige Ausdehnung, Dicke bzw. Eindringtiefe und Lokalisation ab, welche am besten geeignet und sinnvoll ist.

Handelt es sich um ein Basalzellkarzinom, wird keine Untersuchung auf Metastasen durchgeführt. Dies ist nur in Ausnahmefällen, wenn es sich um einen sehr ausgedehnten Tumor handelt und/oder nahe gelegene Lymphknoten angeschwollen sind, erforderlich. Liegt ein Plattenepithelkarzinom vor, ist eine Untersuchung auf Metastasen viel eher notwendig, und die nächstgelegenen Lymphknoten werden mittels Ultraschall (Sonografie) analysiert. Als Richtwert gilt hier zum einen die horizontale Ausdehnung. Ab einem Durchmesser von mehr als 2 cm sind Metastasen wahrscheinlicher und man spricht von einem High-risk-Tumor. Zum anderen wird zur Abschätzung der Metastasierungswahrscheinlichkeit die Tiefe des Tumors herangezogen. Ab einer Eindringtiefe von 2 mm gilt sie als groß und es werden die nächstgelegenen Lymphknoten untersucht. Die Verbreitung des Plattenepithelkarzinoms erfolgt meist über die Lymphflüssigkeit in die nächstgelegenen Lymphknoten. Sie kann aber auch außerhalb der Gefäße entlang der Lymphbahnen oder gar entlang von Nervenbahnen erfolgen.

Für das Plattenepithelkarzinom gibt es ein ähnliches Klassifizierungsschema wie für das Melanom, wobei Tis zum Beispiel für ein Carcinoma in situ steht, T1 für eine Ausdehnung von weniger als 2 cm, T3 für mehr als 5 cm und T4 für den Befall anderer Organe.

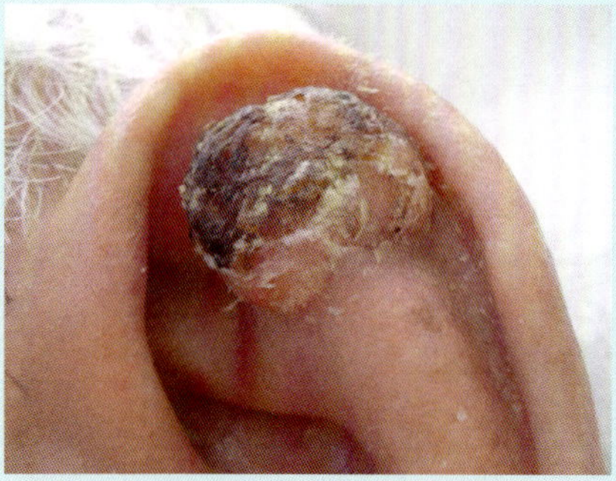

Plattenepithelkarzinom am Ohr

Therapie

Zur Behandlung stehen verschiedene therapeutische Verfahren zur Verfügung, von denen die meisten im Prinzip für alle Erkrankungen in Frage kommen und je nach Erfordernissen auch kombiniert werden können. Welche Therapie beziehungsweise Therapien im Einzelfall am besten geeignet sind, hängt von zahlreichen individuellen Gegebenheiten ab. Dazu gehören Stadium und Subtyp der Erkrankung, Lokalisation und Anzahl der betroffenen Hautstellen sowie Alter und Allgemeinzustand des Betroffenen.

Aktinische Keratosen werden je nach Größe, Anzahl und Charakteristik der Hautveränderungen behandelt. Chirurgische Methoden im weiteren Sinn umfassen die Kryotherapie, die Abtragung mit einem Skalpell oder sogenannten scharfen Löffel (Kürettage) und die operative Entfernung. Ergänzend oder alleine kann eine lokale Chemo- oder Immuntherapie angewendet werden, die in Form einer Salbe oder Creme aufgetragen wird. Die Wirkung von Strahlen macht man sich bei der Lasertherapie und der photodynamischen Therapie zunutze.

Bei **Basalzell- und Plattenepithelzellkarzinomen** spielen chirurgische Verfahren die größte Rolle. Bei frühen Stadien oder flachen Tumoren können dieselben Methoden wie bei aktinischen Keratosen schon zielführend sein. Wenn der Tumor chirurgisch nicht entfernt werden kann und andere Therapien nicht möglich sind, kann eine Strahlentherapie mit Röntgenstrahlen sinnvoll sein. Für Basalzellkarzinome in einem fortgeschrittenen Stadium steht mit den sogenannten Hedgehog-Signalweg-Inhibitoren ein völlig neuer Ansatz in Tablettenform zur Verfügung. Metastasierte Plattenepithelkarzinome können ähnliche Therapien wie metastasierte Melanome erforderlich machen.

Aktinische Keratosen und weißer Hautkrebs – Therapien im Überblick

Aktinische Keratosen

- Chirurgische Maßnahmen (Kryotherapie, Kürettage, operative Entfernung)
- Lokale Chemo- oder Immuntherapie
- Laser- oder photodynamische Therapie

Basalzell- und Plattenepithelzellkarzinom

- Chirurgische Maßnahmen
- Lokale Chemo- oder Immuntherapie
- Laser- oder photodynamische Therapie; Röntgenstrahlentherapie

Fortgeschrittenes Basalzellkarzinom

- Hedgehog-Signalweg-Hemmer

Metastasiertes Plattenepithelkarzinom

- Systemische Chemo- und Röntgenstrahlentherapie, chirurgische Verfahren

Mechanische Entfernung/Chirurgie

Die effektivste und auch am häufigsten erfolgreich durchgeführte Behandlung eines Basalzell- oder Plattenepithelkarzinoms ist die chirurgische Entfernung. Dabei kommen je nach individuellen Erfordernissen verschiedene Verfahren zum Einsatz. Bei sehr flachen Tumoren oder aktinischen Keratosen kann eine Kürettage ausreichend sein. Bei größeren und tieferen Hautveränderungen empfiehlt sich eine chirurgische Entfernung mit dem Skalpell. An den Randbereichen wird dabei einerseits auf einen Sicherheitsabstand geachtet, um möglichst alle Tumorzellen zu erfassen, andererseits wird versucht, den Eingriff so klein wie möglich zu halten. Zumeist wird das entnommene verdächtige Gewebe histologisch untersucht (mikroskopisch kontrollierte Chirurgie, siehe Seite 85). Dabei kann vorgegangen werden wie beim

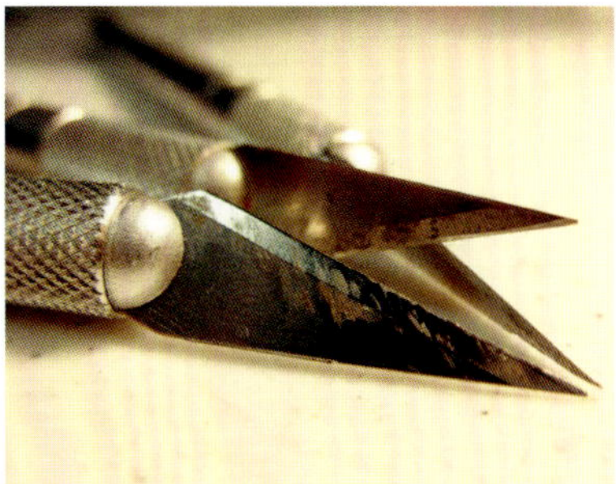

Melanom beschrieben, dass man nämlich die Wunde provisorisch mit einem Wundverband verschließt, bis der Befund aus dem Labor eingelangt ist. Erst wenn an den Rändern keine Krebszellen mehr nachweisbar sind, erfolgt die Abdeckung mit Hautlappen.

Kryotherapie

Bei der Kryotherapie wird der betroffene Bereich mit flüssigem Stickstoff vereist, und das bedeutet bei einer Temperatur von bis zu minus 196° Celsius. Die damit in Berührung gekommenen Zellen sterben sofort ab, das Gewebe löst sich in der Folge und der Hautbereich heilt im Allgemeinen nach ein bis zwei Wochen ohne Narben ab.

Lokale Chemotherapie

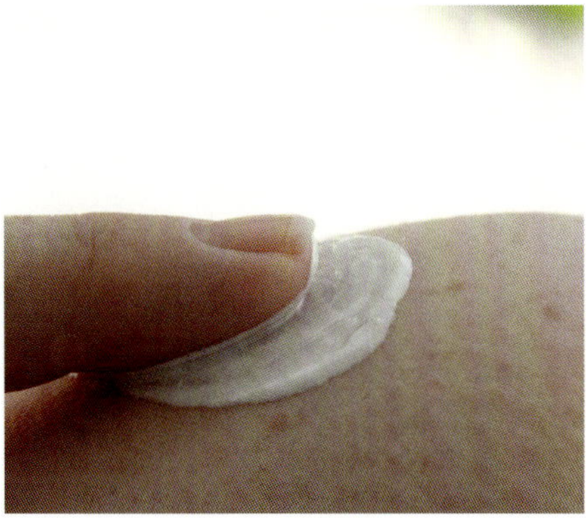

Dabei kommt vor allem 5-Fluorouracil zum Einsatz, das als Zytostatikum die Zellteilung hemmt. Im Zug einer starken Entzündungsreaktion sterben Tumorzellen ab. Der Wirkstoff wird meist einige Wochen lang zweimal täglich lokal aufgetragen. Verschiedene Kombinationspräparate erhöhen die Wirksamkeit und verbessern die Verträglichkeit, sodass die Therapie weniger schmerzhaft ist. Eine aktinische Keratose kann unter Umständen auch mit dem Wirkstoff Diclofenac als Gel ausreichend behandelt werden.

Lokale Immuntherapie

Der Wirkstoff Imiquimod regt das Immunsystem an, sodass weiße Blutkörperchen die Tumorzellen effektiver angreifen und eliminieren können. Der Wirkstoff wird einige Wochen lang mehrmals wöchentlich als Creme aufgetragen. Dabei kommt es zu Entzündungsreaktionen, die vor allem das bösartig veränderte Gewebe betreffen. Die Behandlung verursacht keine Schmerzen und hinterlässt in der Regel keine Spuren.

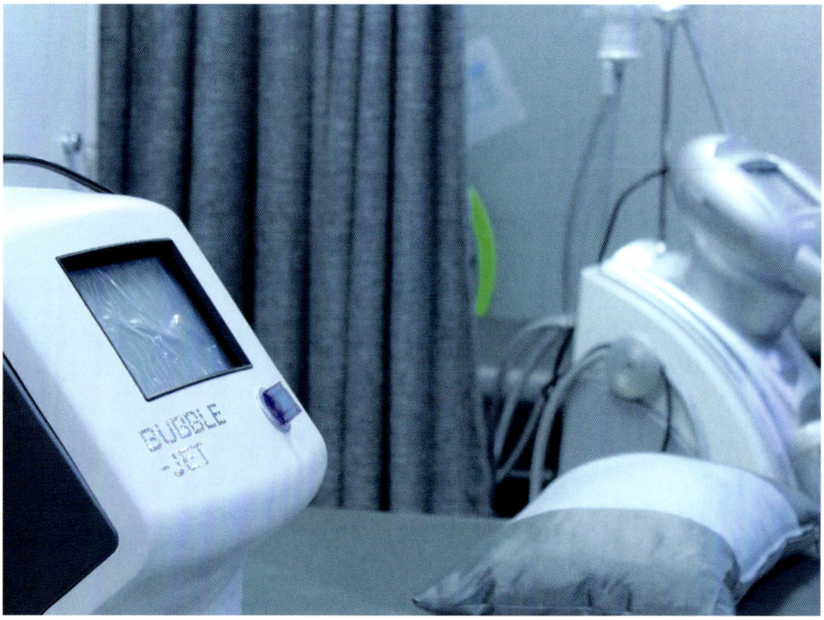

Laserbehandlung

Dabei werden Hautveränderungen mittels der energiereichen Laserstrahlen abgetragen. Dieses Verfahren ist nicht ganz schmerzfrei und es kann zu anhaltenden Verfärbungen der Haut kommen. Eine histologische Diagnostik sollte jedoch angestrebt werden.

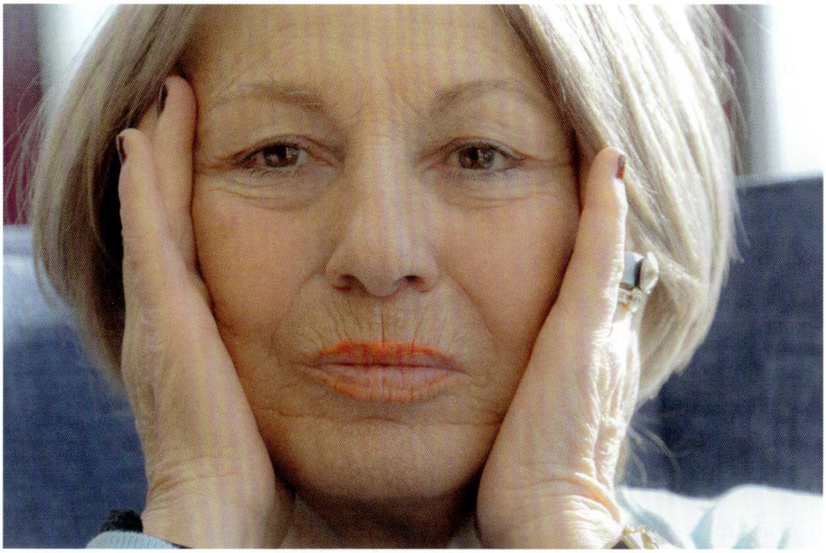

Photodynamische Therapie

Bei der photodynamischen Therapie wird die problematische Hautstelle mit Wirkstoffen wie 5-Aminolävulinsäure vorbehandelt. Diese Wirkstoffe werden vor allem von Tumorzellen aufgenommen und machen diese extrem empfindlich gegenüber Licht einer bestimmten Wellenlänge. Im Anschluss erfolgt eine Bestrahlung mit Licht genau dieser Wellenlänge, wodurch die Tumorzellen abgetötet werden. Damit verbundene schmerzhafte Hautreizungen sind vorübergehend und gut zu lindern. Narben sind nicht zu erwarten.

(Röntgen)Strahlentherapie

Röntgenstrahlen kommen nur in Ausnahmefällen zum Einsatz, zum Beispiel wenn eine Operation aufgrund eines stark eingeschränkten Gesundheitszustands nicht möglich ist, wenn der Tumor chirurgisch nicht restlos entfernt werden kann oder aufgrund seiner Lage – etwa nahe am Auge – eine Operation nicht die beste Lösung ist. Dabei kann auch eine spezielle Form der Strahlenbehandlung, die Brachytherapie, angewendet werden, bei der örtlich radioaktive Strahlungsquellen zum Einsatz kommen.

Basalzellkarzinom: Hedgehog-Signalweg-Hemmer

Beim Basalzellkarzinom liegt in den Tumorzellen in vielen Fällen eine Mutation im sogenannten Hedghog-Signalübertragungsweg vor. Diese genetische Veränderung spielt eine wesentliche Rolle bei der Erkrankungsentstehung, weil dadurch die Vermehrung der Zellen angetrieben wird. Eine Blockade dieses Signalwegs kann zu einem deutlichen Rückgang des Tumorwachstums führen. Man kann Hedghog-Signalweg-Hemmer bei fortgeschrittenen und anders nicht behandelbaren Basalzellkarzinomen einsetzen. Dabei handelt es sich um kleine synthetische Moleküle, die von den Zellen aufgenommen werden und im Inneren ihre Wirkung entfalten.

Plattenepithelkarzinom: Behandlung von Metastasen

Liegt der Verdacht auf Metastasen vor oder sind Metastasen nachgewiesen, werden die befallenen Lymphknoten entfernt. Ist dies nur teilweise oder gar nicht möglich, kann eine Strahlentherapie angezeigt sein. Eine vorbeugende Entfernung von Lymphknoten wird aufgrund des geringen Risikos einer Metastasierung beim Plattenepithelkarzinom kaum durchgeführt. Bei Hochrisikopatienten jedoch kann sie unter Umständen erwogen werden. Darüber hinaus können Behandlungen wie beim metastasierten Melanom beschrieben erforderlich sein (siehe Seite 107).

Nach der Tumorbehandlung

Auch wenn eine Krebsbehandlung erfolgreich abgeschlossen ist, so besteht ein gewisses Risiko, dass die Erkrankung wieder auftritt, sich also ein Rezidiv bildet. Vielleicht nicht an derselben Stelle, aber doch mit einer höheren Wahrscheinlichkeit als bei jemandem, der noch nicht an Hautkrebs erkrankt war. Nachsorgeuntersuchungen und -programme sind daher von großer Wichtigkeit. Zumeist werden diese für fünf Jahre angesetzt, können im Einzelfall aber deutlich länger oder kürzer sein – jedenfalls dauern sie so lange, bis die Wahrscheinlichkeit eines Rezidivs deutlich gesunken ist. Auch die besten Intervalle für die Kontrolluntersuchungen unterscheiden sich von Krebsart zu Krebsart und von Mensch zu Mensch.

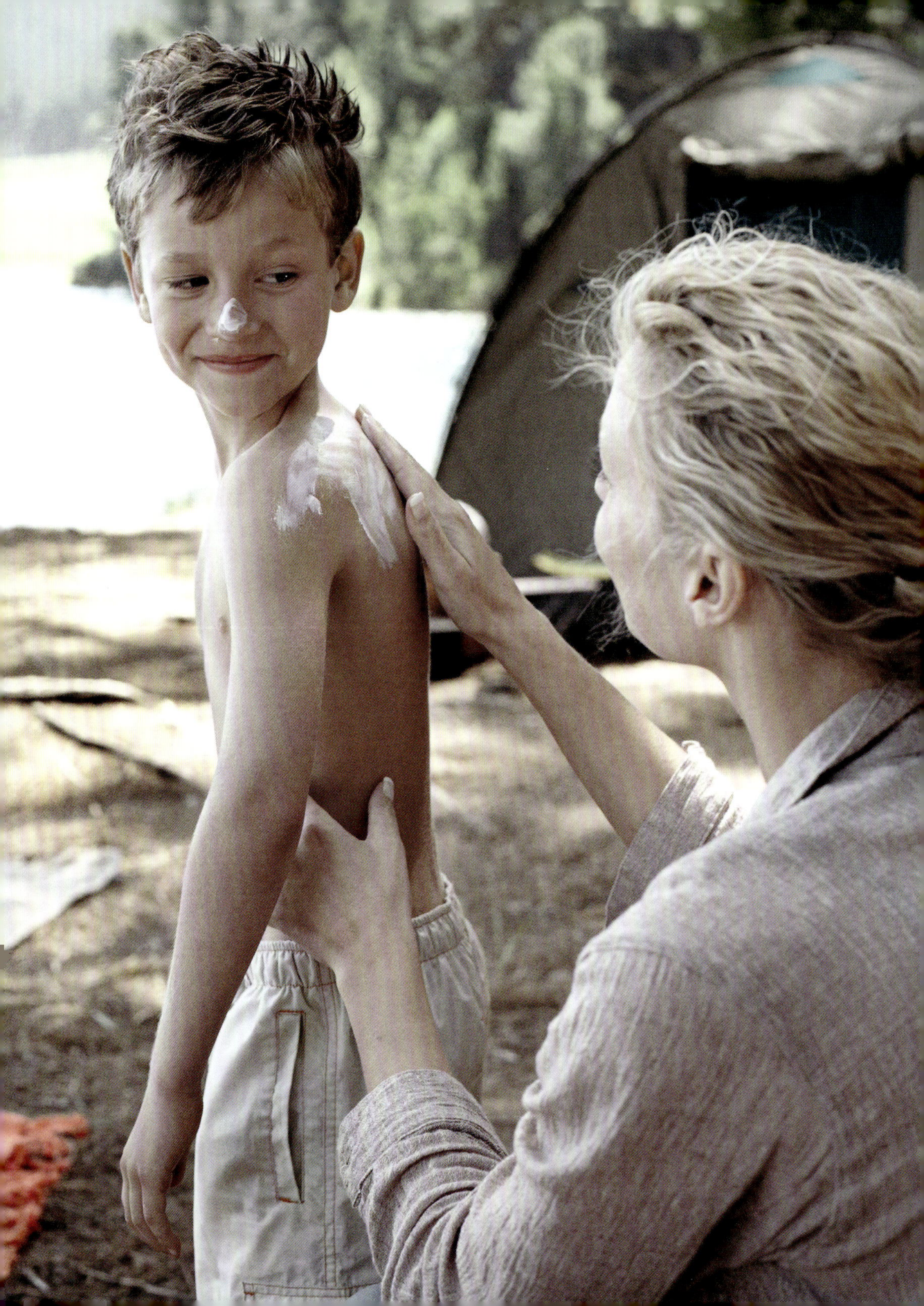

Vorbeugung – Hautkrebs vermeiden

Auch wenn es keine absolute Sicherheit gibt – es lohnt sich, alles dafür zu tun, das Hautkrebsrisiko zu verringern. Und das ist eine Menge. In erster Linie geht es dabei darum, eine übermäßige Belastung durch UV-Strahlung zu vermeiden. Das gilt für das ganze Leben, insbesondere aber für Sonnenbrände in der Kindheit. Nicht zu unterschätzen ist dabei die Bedeutung des Schutzes durch Kleidung. Sonnenschutzmittel gilt es vor allem in ausreichender Menge zu verwenden.

»»» Nein, absolute Sicherheit gibt es nicht. Manchmal sterben Menschen vorzeitig an Krebs, obwohl sie ihr ganzes Leben auf ihre Gesundheit geachtet und die bekannten Risiken vermieden haben. Trotzdem: Es lohnt sich, „auf sich zu schauen" und eine Lebensweise zu pflegen, die das Risiko einer Krebserkrankung verringert. Abgesehen davon ist der gemeinhin als „gesund" bekannte Lebensstil nicht – wie noch immer von so Manchem befürchtet – durch Selbstkasteiung, Freudlosigkeit und Genussfeindlichkeit gekennzeichnet. Ganz im Gegenteil. Die Lebensqualität ist besser. Versprochen. Wie wäre es mit Ausprobieren?

Ein „gesunder" Lebensstil hat viele Facetten. Dazu gehört – man ahnt es schon: der Rauchvericht. Die Ernährung spielt auf mehreren Ebenen mit. **Erstens** geht es um möglichst wenig von potenziell krebserregenden Substanzen, wie sie zum Beispiel bei scharfem Braten oder Grillen entstehen können. **Zweitens** wäre es dringend anzuraten, vor allem extremes Übergewicht zu vermeiden, weil damit verschiedene

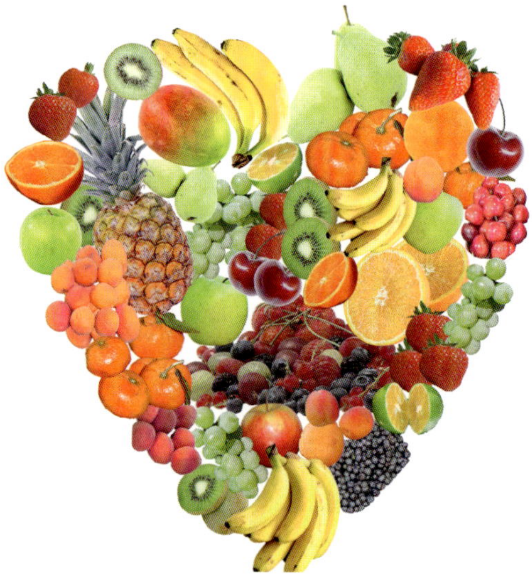

Stoffwechselerkrankungen verbunden sind, die letztlich auch die Entartung von Zellen begünstigen. **Drittens** kann man übermäßigen Alkoholkonsum dazu zählen, der neben allen anderen bekannten negativen Auswirkungen auch die Regenerationsmechanismen des Körpers nachhaltig schädigen kann. Und Acetaldehyd als Abbauprodukt von Alkohol verteilt sich im Körper und kann direkt als Kanzerogen wirken. Körperliche Aktivität ist ebenfalls ein essenzieller Bestandteil eines gesunden Lebensstils.

Nun gibt es freilich wenige Untersuchungen beziehungsweise Daten, wie diese Elemente eines gesunden Lebensstils beziehungsweise deren gegenteilige Ausprägung mit dem Risiko einer Hautkrebserkrankung genau zusammenhängen. Was zum Beispiel ballaststoffarme Ernährung betrifft, so gibt es einen Zusammenhang mit dem Auftreten von Dickdarmkrebs. Was das Rauchen betrifft, so steht naheliegenderweise Lungenkrebs im Vordergrund, aber auch das Plattenepithelkarzinom in der Mundschleimhaut steht damit in Verbindung. Bei Hautkrebs steht jedenfalls ein Risikofaktor ganz klar im Mittelpunkt: Die Belastung durch UV-Strahlung (siehe Seite 38 ff.). Sonnenschutz ist also das zentrale Thema, wenn es darum geht, das Hautkrebsrisiko zu verringern.

Vorbeugung oder „Primärprävention" umfasst Maßnahmen zur Eindämmung von Faktoren, die das Hautkrebsrisiko erhöhen. Anders gesagt: Es geht darum, der Gefahr aus dem Weg gehen.

Vorsorge oder „Sekundärprävention" umfasst Maßnahmen zur Früherkennung einer Hautkrebserkrankung. Anders gesagt: Es geht darum, eine Erkrankung rechtzeitig zu erkennen, um die Chancen einer Heilung zu erhöhen.

Sonnenschutz

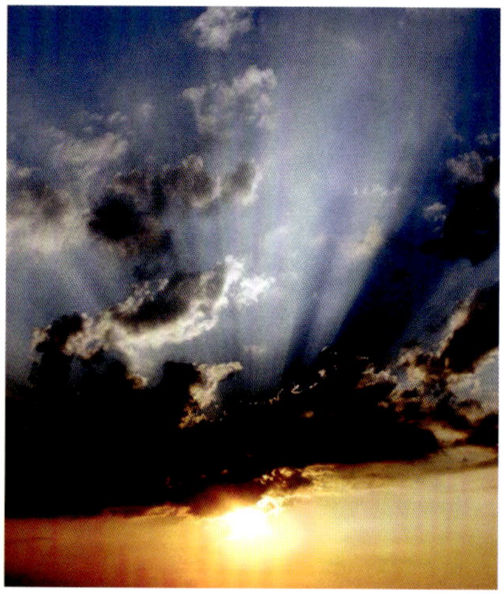

Zwar lassen sich mächtige Einflussfaktoren auf das Hautkrebsrisiko wie die genetische Veranlagung allgemein und der Hauttyp im Speziellen nicht beeinflussen, andere ebenfalls wichtige Einflussfaktoren aber sehr wohl. An erster Stelle ist hier die UV-Belastung zu nennen, deren Intensität und Dauer die Wahrscheinlichkeit, an Hautkrebs zu erkranken, wesentlich mitbestimmt.

Dass bösartige Hauttumore und eine vorzeitige Hautalterung bei mäßiger Sonnenexposition weniger häufig auftreten als bei intensiver Sonnenexposition, ist ein deutlicher Hinweis. So erkranken Menschen desselben Hauttyps beziehungsweise einer vergleichbaren genetischen Ausstattung häufiger, die in Regionen mit starker UV-Einstrahlung leben, als jene, die in Gebieten mit mäßiger UV-Belastung ihr Zuhause haben. Darüber hinaus zeigen erste Erhebungen, dass ein verstärkter Sonnenschutz das Erkrankungsrisiko offenbar tatsächlich senken kann. In Hochrisikogebieten für Hautkrebs wie Australien oder Neuseeland ist der Anstieg der Erkrankungsfälle in den letzten Jahren schon weniger steil verlaufen. Das wird vor allem auf das erhöhte Risikobewusstsein und damit einhergehend einen bewussteren Umgang mit der Sonne bei den 25- bis 44-Jährigen zurückgeführt. Auch in Israel wird eine solche Tendenz beobachtet.

Was heißt nun „bewusster Umgang mit der Sonne“? Sicher nicht völliger Rückzug in Gemäuer und Gemächer. Wie auf Seite 42 besprochen, tut Sonne gut, hebt die Stimmung und hat einen nicht unbeträchtlichen gesundheitlichen Nutzen. Ein bewusster Umgang mit der Sonne ist daher durch die gerade richtige Menge gekennzeichnet – nicht zu viel und nicht zu wenig sollte es sein.

Ganz besonders strenge Fachleute listen Maßnahmen zur Vermeidung übermäßiger UV-Exposition nach folgender Priorität: Vermeidung – Kleidung – Sonnenschutzmittel. Liegt eine starke UV-Belastung vor, soll man vor allem vermeiden, sich dieser auszusetzen beziehungsweise nicht länger in der Sonne bleiben, als der Hauttyp verträgt. Ist das nicht möglich, soll mit einer entsprechenden Kleidung und entsprechenden Sonnenschutzmitteln dafür gesorgt werden, nicht zu viel davon abzubekommen. Wie diese Maßnahmen aufeinander abgestimmt werden, ist nicht nur eine Frage von Notwendigkeiten und Sachzwängen, sondern natürlich auch eine Frage der persönlichen Vorlieben. Es handelt sich schließlich um Empfehlungen, die abzulehnen jedem freisteht, wobei allerdings die Übernahme des jeweiligen Risikos damit verbunden ist.

Sonne & UV-Licht als Heilmittel

Bei einigen Hautkrankheiten bringt UV-Licht deutliche Linderung der Beschwerden und wird daher auch therapeutisch eingesetzt. Zu diesen Krankheiten gehören Psoriasis (Schuppenflechte), Neurodermitis und Ekzeme verschiedenster Ursachen. Grundsätzlich können hier sogar Besuche im Solarium empfohlen werden, viele Ärzte ziehen jedoch eine Behandlung mit speziellen medizinischen Bestrahlungsgeräten vor, die eine genaue Kontrolle der UV-Dosis ermöglichen. Auch Kuren oder einfach Aufenthalte in südlichen Ländern gehören bei diesen Erkrankungen zum Repertoire sinnvoller Therapien. Freilich trägt die im Rahmen dieser therapeutischen Sonnenexposition aufgenommene Strahlenmenge zur Summe der individuellen Strahlenbelastung bei. Es gilt hier, so wie immer, Nutzen und möglichen Schaden abzuwägen.

Der perfekte Sonnenschutz

1. Übermäßige UV-Belastung vermeiden
2. Bei hoher UV-Intensität Kleidung als Schutz einsetzen
3. Gute Sonnenschutzmittel in ausreichender Menge verwenden

Vermeidung von UV-Strahlung in Überdosis

Ohne Sonnenschutzmaßnahmen sollte man also nicht länger in der Sonne bleiben, als der Hauttyp verträgt. Anders gesagt: Es geht darum, die Eigenschutzzeit seiner Haut zu berücksichtigen, also die Zeit, die man sich ungeschützt der Sonne aussetzen kann, ohne einen Sonnenbrand zu bekommen. In der Tabelle auf Seite 122 befindet sich eine Übersicht, die für ungebräunte Haut an einem sonnigen Sommertag in Mitteleuropa gilt. Ein anderer in diesem Zusammenhang verwendeter Ausdruck ist Erythemschwelle (Erythem = Rötung, Entzündung). Damit wird die höchste UV-Dosis bezeichnet, bei der es einige Stunden nach Einwirkung zu keiner Rötung der Haut kommt.

Im Hochgebirge ist die UV-Belastung freilich stärker und die Eigenschutzzeit der Haut kürzer. Je 1000 Höhenmeter steigt die UV-Intensität um etwa zehn Prozent. Erhöht ist die UV-Belastung auch in der Nähe von Wasserflächen, am Sandstrand und im Schnee, da die Strahlung hier reflektiert wird. Untertauchen hilft nur bedingt, denn in einer Tiefe von einem halben Meter finden sich noch rund 85 Prozent der UVA- und 60 Prozent der UVB-Strahlung.
Auch bei leichter Bewölkung kann man sich nicht in Sicherheit wiegen, denn durch Streuungseffekte kann die UV-Belastung ebenso wie bei Nebel noch verstärkt werden. Streulicht sorgt ebenfalls dafür, dass ein Sonnenschirm nur die Hälfte der gegebenen UV-Einstrahlung abhält.

Nun ist die Frage, was eigentlich unter starker UV-Belastung zu verstehen ist. Um diese zu beschreiben, wurde eine objektive Größe entwickelt: der UV-Index. Laut dem deutschen Bundesamt für Strahlenschutz ist der UV-Index „ein Maß für die höchste sonnenbrandwirksame Bestrahlungsstärke, die von der Sonne während des Tages auf einer horizontalen Fläche hervorgerufen wird". Die Angaben der Wetterdienste beziehen sich häufig aber auf den Tagesverlauf mit mehreren, aktualisierten Werten. Der UV-Index soll laut internationaler Übereinkunft in ganzen Zahlen zwischen 1 und 11 angegeben werden, manchmal werden auch Kommastellen und höhere Werte verwendet. Am Äquator klettert er mittags bei wolkenlosem Himmel rasch auf 12. In Deutschland oder Österreich werden im Sommer Werte bis etwa 8 erreicht, im Hochgebirge mehr. Der aktuelle UV-Index kann zum Beispiel unter www.dwd.de oder www.uv-index.at abgerufen werden.

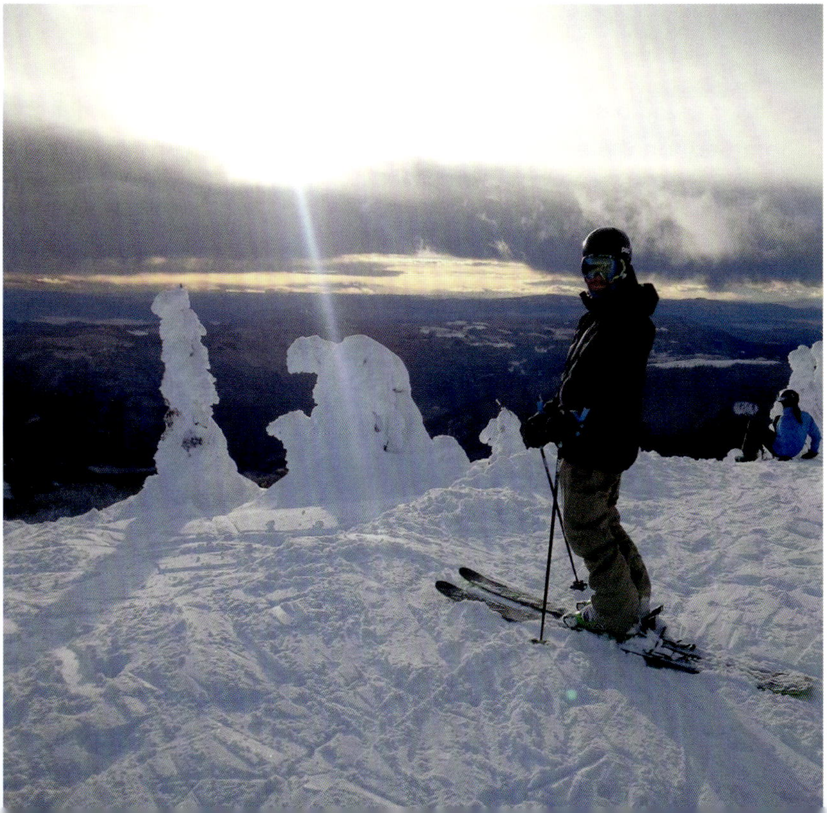

UV-Index und UV-Belastung

UV-Index	UV-Belastung	Maßnahmen UV-Schutz
1–2	Niedrig	Nicht erforderlich
3–5	Mittel	Kleidung, Sonnenschutzmittel
6–7	Hoch	Kleidung, Sonnenschutzmittel, mittags Schatten
>8	Sehr hoch	Kleidung, Sonnenschutzmittel, Schatten
11+	Extrem	Kleidung, Sonnenschutzmittel, Schatten, möglichst wenig im Freien aufhalten

Quelle: Modifiziert nach: Bundesamt für Strahlenschutz, Deutschland

Nach Jahreszeit betrachtet, bringen die späten Frühjahrs- und der erste Sommermonat die höchste UV-Belastung mit sich. Um die Mittagszeit im Mai, Juni und Juli ist sie am stärksten. In den zwei Stunden vor und nach dem Sonnenhöchststand langt nicht weniger als die Hälfte der UV-Menge eines Tages ein. Daher lautet die Empfehlung, sich bei starker UV-Exposition zwischen 11 und 15 Uhr möglichst nicht im Freien aufzuhalten. Lässt sich das nicht vermeiden, werden Maßnahmen zum Sonnenschutz besonders ans Herz gelegt. In der Freizeit lässt sich das noch relativ gut bewerkstelligen, sei es auf einer längeren Wander-/Bergtour, auf einem Boot oder im Bad.

Hat man beruflich viel im Freien zu tun, kann es schwieriger werden. Ein schattiges Plätzchen aufzusuchen ist zum Beispiel auf einer Baustelle, in der Landwirtschaft oder für Fahrradbotendienste häufig nicht

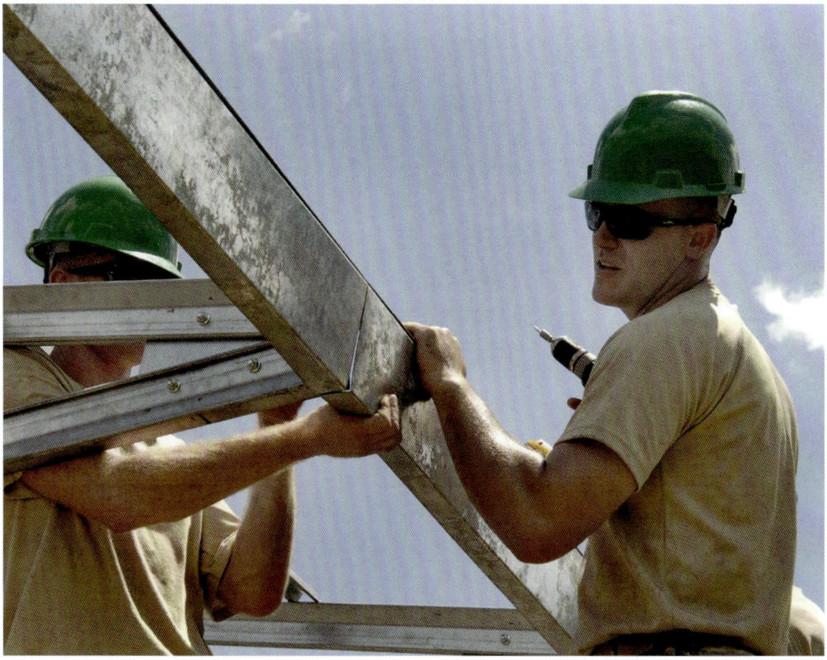

möglich. Sonnenschutzmaßnahmen sollten aber nicht nur dem Einzelnen überlassen bleiben. Beim Problembewusstsein gibt es teilweise ja noch beträchtlichen Nachholbedarf. Sofern es sich nicht um selbstständige Tätigkeiten handelt, obliegt es auch dem Arbeitgeber, für Sonnenschutzmaßnahmen zu sorgen.

Hoher UV-Index?

- Ohne Sonnenschutz Aufenthalt in der Sonne so kurz wie möglich halten, jedenfalls nicht länger als die Eigenschutzzeit der Haut beträgt; um die Mittagszeit wenig im Freien aufhalten.
- Wenn möglich Schatten aufsuchen – und dort bleiben.
- Aktivitäten im Freien möglichst auf Morgen/Vormittag beziehungsweise Nachmittag/Abend verlegen.

Solarium mit Vorbehalt

Wenn es um die Vermeidung von UV-Belastung geht, müssen auch Solarien zur Sprache kommen. Es ist mehrfach nachgewiesen, dass Solariumsbesuche das Risiko für ein malignes Melanom erhöhen. Wer sich trotzdem gerne auf die Sonnenbank legt, tut gut daran, die Besuche auf etwa 30 im Jahr und höchstens zweimal in einer Woche zu beschränken. Gänzlich abgeraten wird Menschen mit Hauttyp I oder II, zahlreichen Muttermalen, UV-bedingten Hautschäden oder einer vorangegangenen Hautkrebserkrankung bei sich oder in der Familie. Auch bei Einnahme von photosensibilisierenden Medikamenten sollte von Solariumsbesuchen Abstand genommen werden. Die Solariumsbräune verbessert den Schutz der Haut nur geringfügig. „Vorbräunen" im Solarium ist keine Sonnenschutzmaßnahme für den kommenden Badeurlaub.

Photosensibilisierende Medikamente & andere Substanzen

Es gibt zahlreiche Substanzen, die eine erhöhte Empfindlichkeit gegenüber Sonnenlicht hervorrufen. Dadurch kann es zu unangenehmen Folgeerscheinungen kommen, das heißt aber nicht, dass dadurch die Entstehung von Hautkrebs gefördert wird. Die Symptome einer solchen Überempfindlichkeitsreaktion gleichen einem schweren Sonnenbrand. Mediziner sprechen hier von einer Photosensibilisierung. Substanzen, die eine Photosensibilisierung hervorrufen können, sind sehr unterschiedlich, haben aber eines gemeinsam: einen Anteil, der Licht aufnimmt (absorbiert). Die dabei aufgenommene Energie kann nun über zwei verschiedene Wege sehr nachteilige Wirkung entfalten. Der eine ist ähnlich der Wirkung einer Überdosis UV-Strahlung mit Wärme- und oxidativen Schäden an Zellbestandteilen durch freie Radikale (phototoxische Reaktion). Bei der anderen handelt es sich um eine photoallergische Reaktion, ausgelöst durch die lichtabsorbierenden Bestandteile der fraglichen Substanz. Diese Reaktion läuft erst nach wiederholtem Kontakt mit der Substanz und mit einer gewissen Zeitverzögerung an. Im Beipackzettel ist angeführt, ob ein Medikament die Lichtempfindlichkeit erhöht. Zu Medikamenten, die eine Photosensibilisierung hervorrufen können, gehören unter anderem

- harntreibende Mittel (Diuretika) wie Hydrochlorothiazid,
- Schmerzmittel wie Naproxen oder Ketoprofen,
- Antibiotika wie Sulfamethoxazol/Trimethoprim,
- Antidepressiva wie Amitriptylin,
- Herz-Kreislauf-Medikamente wie Amiodaron sowie
- pflanzliche Arzneimittel wie Johanniskrautpräparate.

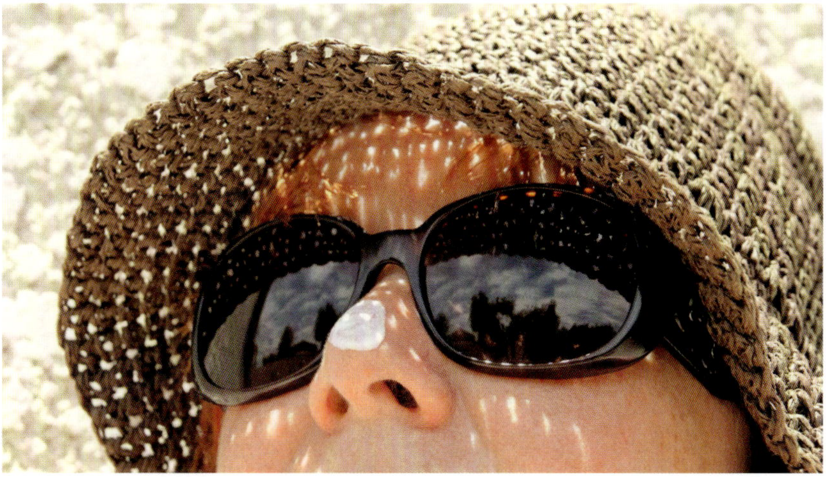

Sonnenschutz durch Kleidung

Lange Ärmel, Sonnenhut mit breiter Krempe und gute Sonnenbrillen sind die nächste Stufe zum guten Sonnenschutz. Einen Sonnenhut mit breiter Krempe werden all jene zu schätzen wissen, die schon einmal einen Sonnenbrand an den Ohren hatten – eine schmerzhafte Angelegenheit. Im Allgemeinen reicht ein normales T-Shirt beziehungsweise

Kleidung vergleichbarer Dichte aus. Mit einer zweiten Schichte multipliziert sich der Schutz und die UV-Strahlung kann praktisch vollständig ausgeblendet werden. Das kann man unter Umständen schon mit einer Schicht dichteren Gewebes erreichen – insbesondere, wenn es dunkel gefärbt ist. Wer ganz sichergehen will oder Aufenthalte in extrem UV-ausgesetzten Regionen plant – Gletscher erkunden, Wüsten durchqueren oder am Äquator schwimmen gehen – kann sich natürlich auch das recht umfangreiche Angebot von „Anti-UV-Kleidung" bei Outdoor-Ausrüstern ansehen. Dabei handelt es sich um besonders dicht gewebte Materialien, die manchmal noch mit Reflektoren oder anderen Spezialitäten versehen sind. Für den Schutzfaktor werden andere Kürzel verwendet als für Sonnencremes, nämlich USF oder UPF, was für UV-Schutzfaktor beziehungsweise Ultraviolet Protection Factor steht. Und es gibt verschiedene Normen. In Europa wurde definiert, dass Kleidung ab einem USF von 40 die Anforderungen für Sonnenschutz erfüllt. Zum Vergleich: Ein weißes T-Shirt aus Baumwolle hat einen USF von ungefähr 10 und lässt damit noch ein Zehntel der UV-Strahlung durch.

Die natürliche Bräune reicht nicht aus

Durch die Bildung von Melanin und die Verdickung der Haut (Lichtschwiele) verstärkt die Haut den Schutz vor UV-Strahlung. Das reicht aber nicht aus. Zum einen dauert es ja eine Weile, bis diese Schutzmechanismen ausgebildet sind, und währenddessen treten jede Menge Schäden an den Zellen auf. Zum anderen ist der auf diese Weise erreichbare Schutzfaktor eher bescheiden – bei den Hauttypen I bis III entspricht er gerade einmal einer Sonnencreme mit dem Faktor 1,5.

Sonnenschutzmittel

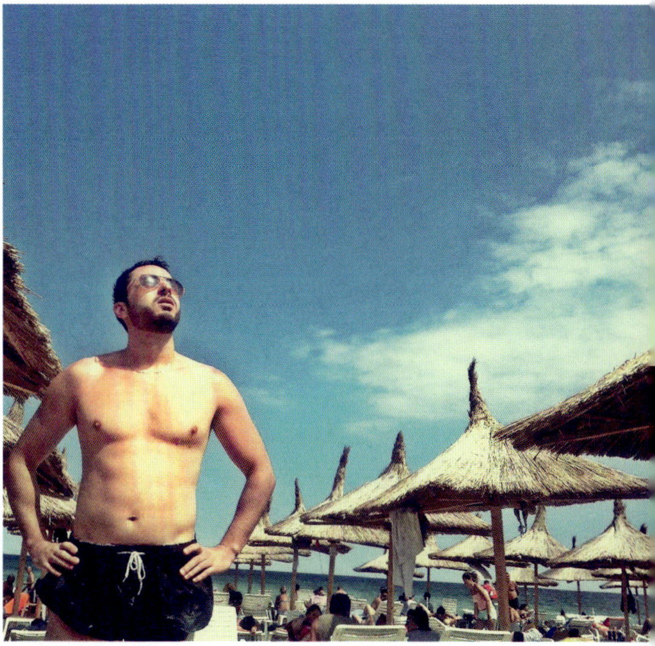

Die Wirkung von Sonnenschutzmitteln beruht auf Substanzen, die UV-Strahlung absorbieren, streuen und/oder reflektieren. Heute werden meist Mischungen davon verwendet. Abgesehen von Trägerstoffen finden zahlreiche andere Wirkstoffe Verwendung, die die Haut mit Feuchtigkeit versorgen, ihr Antioxidantien oder Reparatur-Enzyme zur Verfügung stellen oder sie vor Infrarot-Strahlung schützen. Je nach Löslichkeit und Anwendung sind die Inhaltsstoffe in Emulsionen oder Liposomen als Transportvehikel enthalten. Verschiedenste Zubereitungen stehen zur Wahl – als Creme, Gel, Milch, Öl, Mousse, Lotion, Spray oder Stick. Welche davon die beste ist, hängt stark von persönlichen Vorlieben und natürlich der Beschaffenheit der Haut ab. Bei sehr trockener Haut empfiehlt sich eine fettreiche Zubereitung, also eine Creme oder ein Öl. Normale oder Mischhaut kann mit einer Milch, die sehr gut einzieht, ausreichend mit Fett versorgt werden. Für Lippen, Nase und Ohren erweist sich ein Stick als praktisch. Dasselbe gilt für besonders schutzbedürftige Stellen wie Narben. Schutzbedürftig ist übrigens auch Männerhaut – auch wenn sich das Eincremen bei Männern nicht unbedingt größter Beliebtheit erfreut. Mann könnte es ja mit einem Gel oder einem Spray versuchen …

Wie Sonnenschutzmittel wirken

Moderne Sonnenschutzmittel sind High-Tech-Produkte, bei denen UV-Filter je nach Hersteller durch verschiedene andere Wirkstoffe ergänzt werden. Dadurch werden nachgewiesenermaßen zahlreiche Wirkungen erzielt (richtige und ausreichende Anwendung vorausgesetzt!), die sich wie folgt zusammenfassen lassen:

- Schutz vor Sonnenbrand
- Verringerung vorzeitiger Hautalterung
- Verringerung des Risikos für malignes Melanom, Plattenepithel- und Basalzellkarzinom
- Verringerung von UV-bedingter Unterdrückung der Immunmechanismen der Haut
- Verringerung von Schäden an der Erbsubstanz

Sonnenschutzmittel sind wirksam, keine Frage. Sie sollten jedoch nicht zu dem Fehlschluss verleiten, besonders lange in der Sonne zu bleiben.

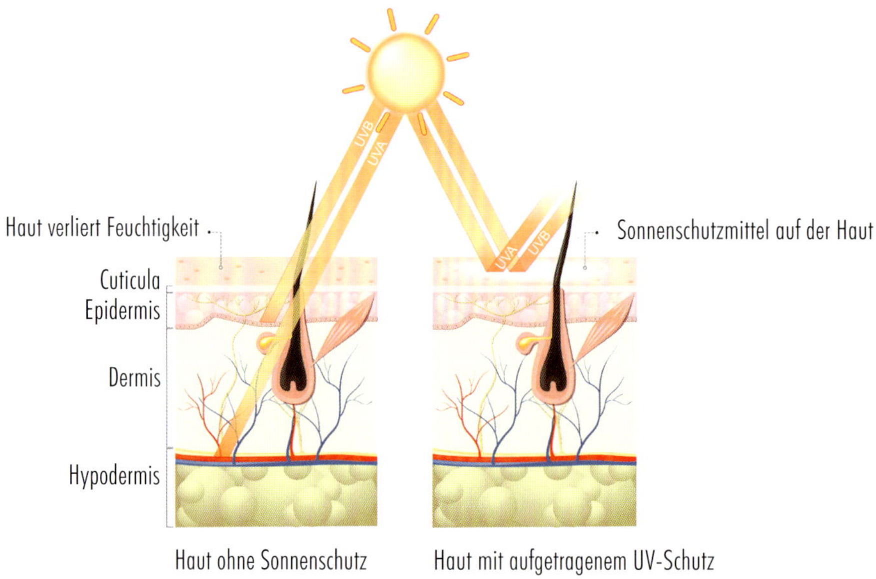

Chemische UV-Filter nehmen die Energie der UV-Strahlen auf und wandeln sie in harmlose Wärmestrahlung um. Dabei kommen verschiedene Stoffe zum Einsatz, die jedoch eines gemeinsam haben, nämlich sogenannte konjugierte Doppelbindungen. Es gibt chemische UV-Filter für UV-A- und für UV-B-Strahlung sowie Breitbandfilter, die UV-Licht beider Wellenlängen abfangen. Ein wichtiges Qualitätskriterium ist die Photostabilität. Je größer diese ist, umso weniger werden die aktiven Substanzen selbst beeinflusst und umso wirksamer und anhaltender ist der UV-Schutz. Einige Präparate enthalten auch einen Schutz vor Infrarotstrahlung. In den letzten Jahren wurde entdeckt, dass Infrarotstrahlung bei Hautalterung, Krebsentstehung und Schädigung von Metallo-Enzymen im Bindegewebe eine Rolle spielt. **Physikalische UV-Filter** bestehen aus Mineralien wie Titanoxid oder Zinkoxid. Sie reflektieren und streuen die gesamte auftreffende UV-Strahlung. Es handelt sich dabei also grundsätzlich um Breitbandfilter. Bis vor nicht allzu langer Zeit war man nach Anwendung von Sonnencremes mit physikalischen Filtern sofort durch die weiße Farbe kenntlich, die aufgrund der Reflexion des weißen Lichts entstand. Das hat sich mittlerweile geändert. Heute bestehen physikalische Filter aus 20 bis 100 nm kleinen Nanopartikeln, die höchstens einen leichten mattierenden Effekt haben. Aufgrund ihrer guten Wirkung sind physikalische Filter auch heute noch in den meisten Sonnenschutzmitteln mit Breitbandwirkung enthalten. Ein weiterer mineralischer Filter ist Eisenoxid, dessen Anwendung aufgrund seiner Färbung vor allem auf Lippenstifte oder Make-up beschränkt ist.

Lichtschutzfaktor

Der Lichtschutzfaktor (LSF) bzw. Sun Protection Factor (SPF) bezeichnet, um wie viele Male länger man sich im Vergleich zur Eigenschutzzeit der Haut in der Sonne aufhalten kann, ohne einen Sonnenbrand zu bekommen. Definitionsgemäß wird dabei der Schutz vor UV-B-Licht herangezogen. Ergänzend müssen UV-A-wirksame Substanzen enthalten sein, wobei deren Stärke bei mindestens einem Drittel des Lichtschutzfaktors der UV-B-Filter liegen muss. Ist das der Fall, kann das auf der Packung durch das Logo „UVA" ersichtlich gemacht werden. Um die Orientierung zu erleichtern, empfiehlt die EU-Kommission Sonnenschutzmittel auch durch Kategorien zu kennzeichnen.

Als Untergrenze wurde ein Lichtschutzfaktor von 6 angesetzt, früher erhältliche Sonnenschutzmittel mit dem Faktor 2 gelten nicht mehr als solche. Als höchster Schutzfaktor darf 50+ angegeben werden. In der Praxis setzen die Erzeuger einen etwas höheren Schutzfaktor an als erforderlich. Allerdings wird der angegebene UV-Schutz nur dann erzielt, wenn genügend von Creme, Milch & Co. aufgetragen wird. Ganz exakt gesprochen heißt das 2 mg pro cm^2 Haut – diese Menge wird bei den Tests zur Bestimmung des Schutzfaktors verwendet. Das abzumessen wird sich in der Praxis aber wahrscheinlich eher schwierig gestalten. Folgende Richtwerte können da schon eher helfen. Für einen Erwachsenen rechnet man etwa 40 Milliliter beziehungsweise die Menge von etwa sechs Teelöffeln: Je ein Teelöffel für Gesicht, Arme, Brust & Bauch, Rücken, jedes Bein.

Während der Schutzfaktor von Kleidung durch eine zweite Schicht verstärkt werden kann, ist das bei Sonnenschutzmitteln nicht der Fall. So oft man eine Sonnencreme auch aufträgt – der Schutzfaktor bleibt derselbe.

Die Qualität von Sonnenschutzmitteln hängt nicht nur vom Lichtschutzfaktor ab. Unter anderem spielt auch die Wasserfestigkeit eine Rolle. „Wasserfest" bedeutet definitionsgemäß, dass der UV-Schutz nach zweimaligem 20-minütigem Aufenthalt in einem Whirlpool noch zur Hälfte vorhanden ist. Bei Produkten mit der Bezeichnung „extra wasserfest" muss das nach viermal Whirlpool immer noch der Fall sein.

Bei besonders empfindlicher Haut oder Neigung zu Allergien ist es ratsam, unter anderem auf Farb-, Duft- und Konservierungsstoffe zu achten. Pflegend dürfen Sonnenschutzmittel natürlich ebenfalls sein, da die Haut bei Sonne, Wasser & Wind leicht austrocknet. Untersuchungen des Vereins für Konsumenteninformation und der Stiftung Warentest bescheinigen vielen Produkten eine gute Qualität, auch einzelnen Präparaten von Supermarktketten. Wofür man sich entscheidet, hängt dann vor allem von besonderen Bedürfnissen der Haut und individuellen Vorlieben ab. Es gibt übrigens kein Sonnenschutzmittel, das zu 100 Prozent vor UV-Strahlung schützt, die Bezeichnung „Sunblocker" ist daher eine Übertreibung und soll nicht mehr verwendet werden.

Grundsätzlich sind Sonnenschutzmittel ohne Angabe eines Mindesthaltbarkeitsdatums gemäß der Richtlinie für Kosmetika ungeöffnet zumindest 30 Monate lang haltbar. Die Haltbarkeit nach Öffnen der Packung wird meist in einem symbolischen Cremetiegel in Monaten angegeben. Nach diesem Zeitraum ist die Schutzwirkung nicht völlig verschwunden, aber reduziert. Hat die Sonnencreme eine gute pflegende Wirkung, kann sie zur normalen Hautpflege weiter verwendet werden. Vorausgesetzt freilich, es ist nicht zu viel Sand in den Tiegel geraten oder das Produkt hat wochenlang in der Hitze gelegen, sodass es unangenehm ranzig zu riechen beginnt.

Lichtschutzfaktor & Filterwirkung

Lichtschutzfaktor	Abgefangenes UV-Licht
6	Ca. 83 Prozent
15	Ca. 93 Prozent
20	Ca. 95 Prozent
50+	Ca. 98 Prozent und mehr

Kategorien von Sonnenschutzmitteln

<table>
<tr><th>Kategorie</th><th>Angegebener Lichtschutzfaktor</th><th></th></tr>
<tr><td>Niedrig</td><td>6, 10</td><td rowspan="4">Der tatsächliche Lichtschutzfaktor liegt etwas darüber.</td></tr>
<tr><td>Mittel</td><td>15, 20, 25</td></tr>
<tr><td>Hoch</td><td>30, 50</td></tr>
<tr><td>Sehr hoch</td><td>50+</td></tr>
</table>

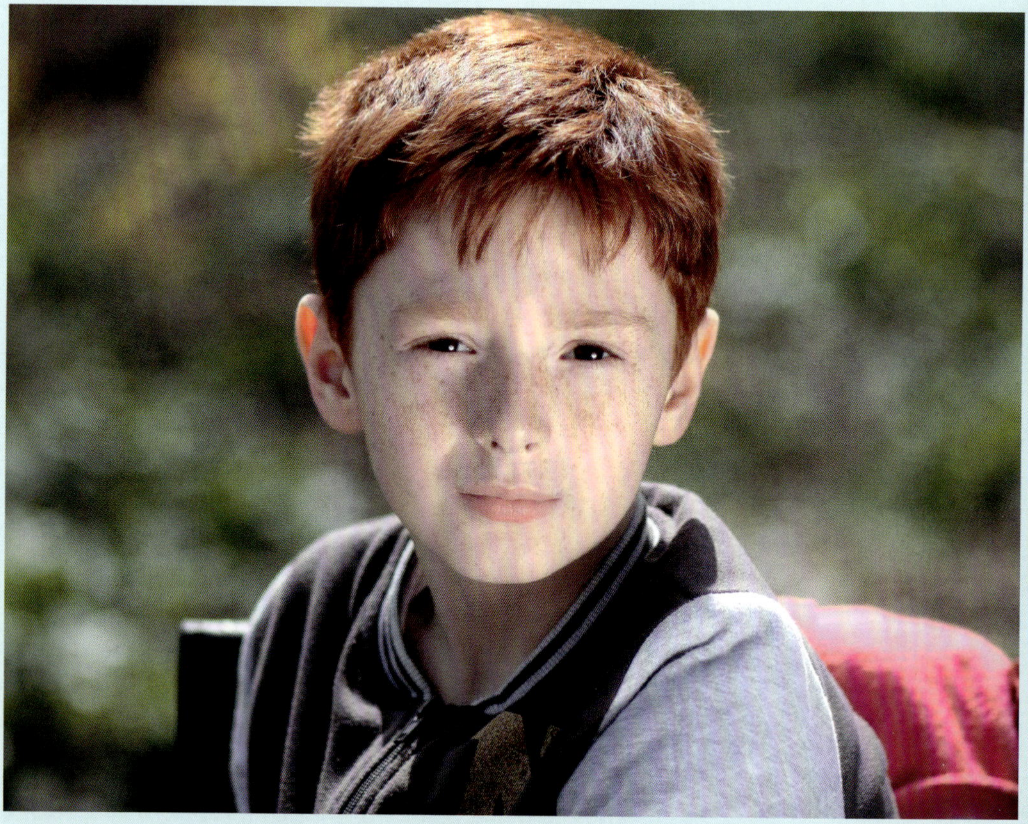

Hauttyp, Eigenschutzzeit & Sonnenschutzmittel

Hauttyp	Beschreibung	Eigenschutzzeit Hochsommer mittags in Mitteleuropa (hohe/sehr hohe UV-Belastung, UV-Index ca. 7–8)	Sonnenbrand	Empfohlener Lichtschutzfaktor (LSF)
1	Sehr helle Haut, helle Augen, rotblonde Haare	5–10 Minuten	Höchste Neigung, keine Bräunung	Sehr hoher Schutz (LSF 50+) bzw. 5-mal UV-Index
2	Helle Haut, helle Augen, blonde Haare	10–20 Minuten	Hohe Neigung, geringe Bräunung	Hoher Schutz (LSF 30–50) bzw. 5-mal UV-Index
3	Helle bis hellbraune Haut, helle oder braune Augen, dunkelblond bis braune Haare	20–30 Minuten	Geringe Neigung, gute Bräunung	Mittlerer Schutz (LSF 20–25) bzw. 3-mal UV-Index
4	Hellbraun bis olivfarbene Haut, braune bis dunkelbraune Augen, dunkelbraune Haare	30–40 Minuten	Selten, sehr gute Bräunung	Mittlerer Schutz (LSF 15–20)
5	Dunkelbraune Haut, dunkelbraune Augen, dunkelbraune bis schwarze Haare	Sehr gute Sonnenverträglichkeit	Sehr selten	Kein oder niedriger Schutz (LSF 6–10)
6	Dunkelbraune bis schwarze Haut, dunkelbraune Augen, schwarze Haare	Sehr gute Sonnenverträglichkeit	Extrem selten	Kein oder niedriger Schutz (LSF 6–10)

Sonnenschutzmittel auf einen Blick

- **Reichlich auftragen**
- **Etwa 30 Minuten, bevor man in die Sonne geht**
- **Nach starkem Schwitzen, Baden usw. erneuern**

Allerlei Sonnenunverträglichkeiten

UVA-Strahlung ist hauptverantwortlich für die sogenannte Sonnenallergie, deren Ursachen zwar nicht ganz geklärt sind, aber mit allergischen Reaktionen in Verbindung stehen dürften. Betroffen sind vor allem Menschen hellen Hauttyps bei verstärkter UV-Intensität. Die juckenden Bläschen lassen sich durch kühlende Umschläge lindern, bei starken Beschwerden auch unter Verwendung von Kortisonsalben. Am besten jedoch wäre, eine Überdosis UV-Strahlung zu vermeiden. Mallorca-Akne wiederum resultiert aus dem Zusammenwirken von ebenfalls vor allem UVA-Strahlung, einer Neigung zu Akne und fettreichen Sonnenschutzmitteln. Abgesehen von der schon bekannten Empfehlung, übermäßige Sonnenbestrahlung zu meiden, kann hier die Anwendung von fettarmen oder -freien Präparaten (Gel) helfen. Mit Hautkrebs stehen diese Beschwerden jedenfalls nicht in Verbindung.

Sonnenschutz zum Einnehmen?

Schon lange zur Diskussion steht die Einnahme von Nahrungsergänzungsmitteln mit Selen, Vitamin A, Beta-Carotin und anderen Vitaminen und Spurenelementen zur Verstärkung der Schutzmechanismen der Haut. Auch Extrakte des Farns Polypodium leucotomos oder grüner Tee werden in diesem Zusammenhang genannt. Bisher fehlen jedoch stichhaltige Beweise, dass dadurch Sonnenbrand verhindert oder das Risiko für Hautkrebs verringert werden kann. Hinweise auf eine diesbezügliche Wirkung gibt es aus einer Studie mit Vitamin B_3.

Vitamin-D-Mangel durch Sonnenschutz?

Experten des deutschen UV-Bündnisses haben errechnet, dass gesunde Erwachsene mit dem Hauttyp II ausreichend Vitamin D bilden, wenn sie bei einer hohen UV-Intensität (IV-Index 7) zwölf Minuten pro Woche Gesicht, Hände und Arme unbedeckt und ohne Sonnenschutz der Sonne aussetzen. In der Praxis kann man davon ausgehen, dass fünf bis 25 Minuten Sonne pro Tag ausreichen – im Sommer zumindest. Im Winter sinkt der Vitamin-D-Spiegel tatsächlich, bei gesunden Personen sollte das aber nicht in einen gesundheitlich relevanten Mangel münden. Der Vollständigkeit halber muss hier allerdings schon angemerkt werden, dass die medizinische Fachwelt in diesem Punkt nicht ganz einer Meinung ist. Nicht alle sind der Ansicht, dass eine solche Sonnendosis für die Vitamin-D-Versorgung ausreicht.

Freilich gibt es sehr wohl Risikogruppen für einen Vitamin-D-Mangel. Hier sind vor allem gebrechliche alte oder chronisch kranke Menschen zu nennen, die gar nicht oder nur sehr selten ins Freie kommen. Ein übertriebener Sonnenschutz ist hier nicht schuld. Auch bei Babys und Kleinkindern muss man die Vitamin-D-Versorgung im Auge behalten, wenn sie wie empfohlen fast vollständig vor UV-Strahlung geschützt werden.

Kinderhaut – zart und verletzlich

Kinderhaut ist ganz besonders schutzbedürftig. Sie ist wesentlich dünner als bei Erwachsenen, kann nur wenig Melanin bilden, die Reparaturmechanismen sind noch nicht voll entwickelt. Damit ist sie den mit UV-Strahlung verbundenen Risiken viel stärker ausgeliefert als die Haut von Erwachsenen. Die Eigenschutzzeit bei Kleinkindern beträgt nur etwa fünf bis zehn Minuten. Außerdem reagiert die Haut der Kleinen anders auf eine Überdosis Sonne. Es dauert länger, bis sich eine

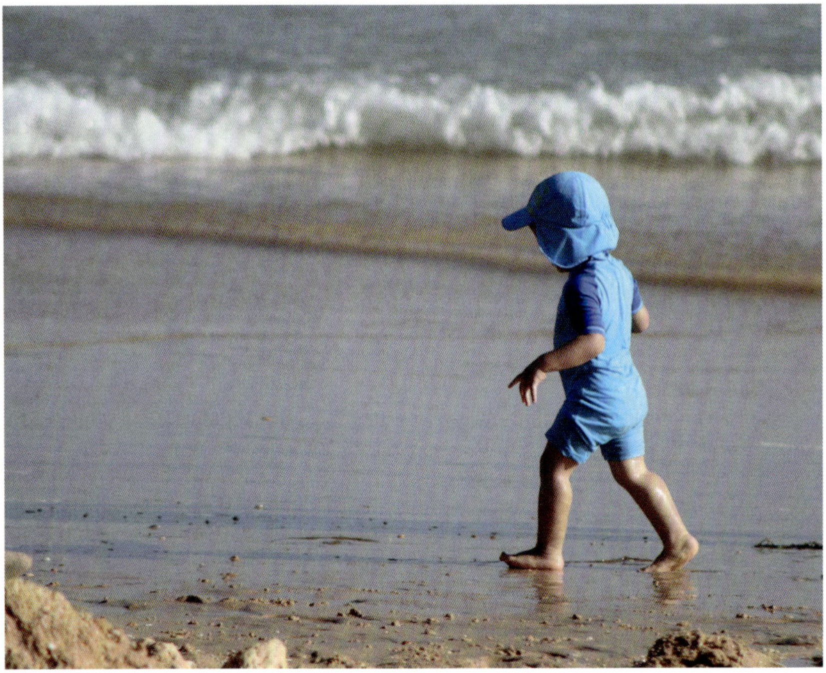

Reaktion zeigt, und dann sind bereits massive Schäden eingetreten. Erst mit etwa sechs Jahren hat die Haut ähnliche Fähigkeiten zum Eigenschutz entwickelt wie bei Erwachsenen. Da ja Sonnenbrände in der Kindheit das Risiko, an einem malignen Melanom zu erkranken, nachweislich erhöhen, sollten sie unbedingt vermieden werden.

Es gibt spezielle Sonnenschutzmittel für Kinder. Manche Ärzte raten davon ab, im ersten Lebensjahr überhaupt Sonnenschutzmittel zu verwenden. Empfehlenswert sind jedenfalls vor allem solche mit physikalischen UV-Filtern (mineralischer Sonnenschutz), da die Wirkstoffe nicht in die Haut eindringen. Babys im ersten Lebensjahr sollten nie der prallen Sonne ausgesetzt werden. Babyöl macht die Haut noch empfindlicher und soll daher nicht verwendet werden, bevor man ins Freie geht.

Für Kleinkinder spielt der Schutz durch Kleidung eine noch größere Rolle als bei Erwachsenen, wobei UV-abhaltende Textilien besonders zu empfehlen sind. Generell soll die Kleidung locker sitzen. Neben T-Shirts oder Hemden gehören Hosen mit längeren Beinen dazu. Noch sind in Europa kaum Kinder mit langärmliger Schutzkleidung am Strand zu sehen so wie es in Australien der Fall ist – in Hinblick auf die Hautkrebsprävention wäre es jedenfalls günstig. Hut bzw. Kappen brauchen einen Schirm für das Gesicht und einen Nackenschutz. Schuhe sollen auch den Fußrücken bedecken. Die Kindersonnenbrille braucht einen guten UV-Filter.

Kinder & Sonne

Alter	Sonne	Sonnenschutzmittel
1. Lebensjahr	Nicht in die Sonne, immer Schatten	Keine Sonnenschutzmittel
1–6 Jahre	Pralle Sonne generell meiden	Sonnenschutzmittel für Kinder
6–12 Jahre	Wenig in die pralle Sonne, mittags meiden	Sonnenschutzmittel mit LSF höher als 30

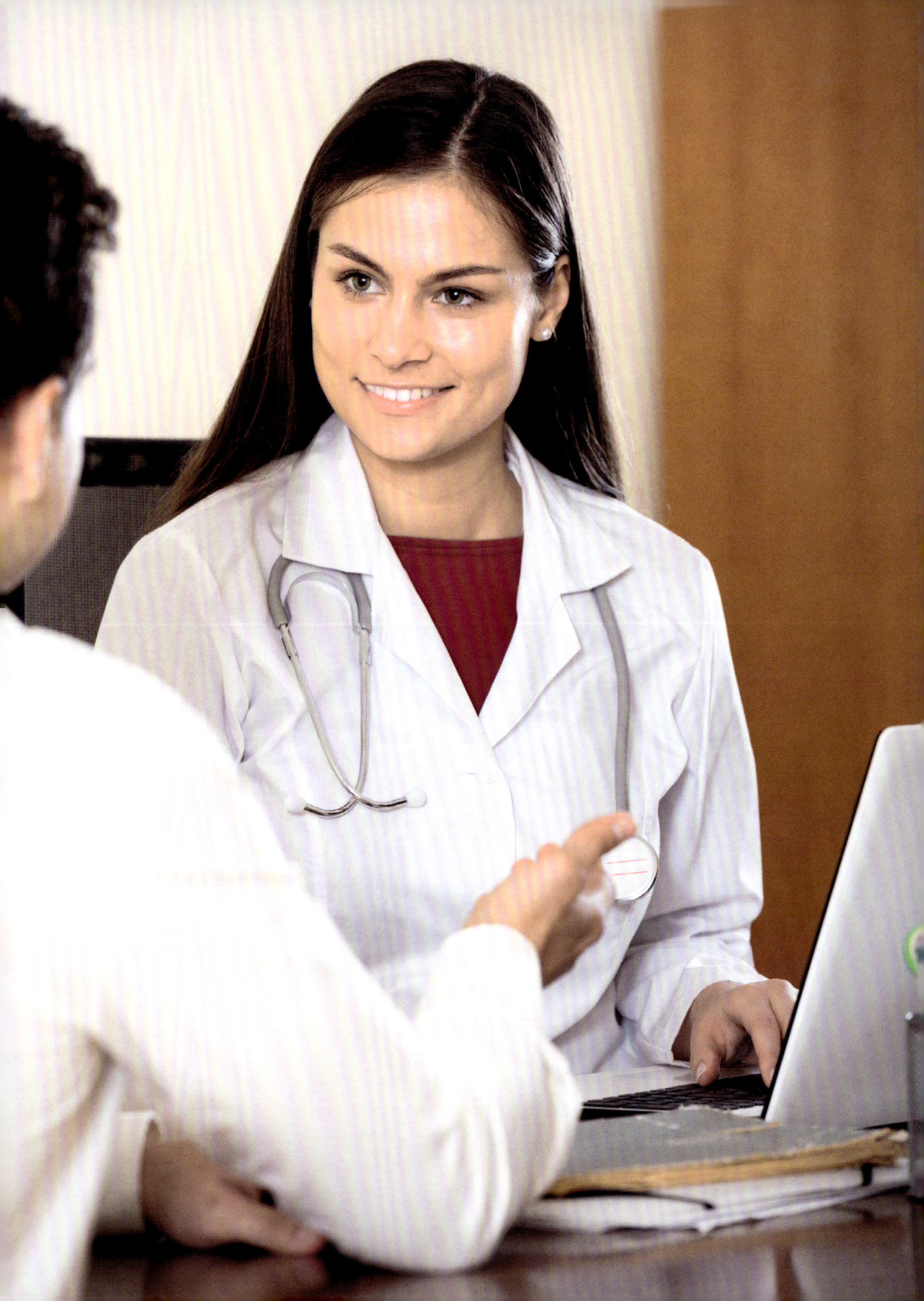

Vorsorge – das Problem rechtzeitig erkennen

Hier geht es darum, verdächtige Hautveränderung möglichst frühzeitig zu erkennen und dann so rasch wie möglich Schritte zu unternehmen, um diese abzuklären und gegebenenfalls entfernen zu lassen. Die regelmäßige Selbstkontrolle der Haut ist der erste Teil, der zweite die Hautkrebsvorsorge beim Arzt.

»»» Je früher erkannt, umso besser die Heilungschancen. Diese Aussage trifft auf Hautkrebs genauso zu wie auf andere Krankheiten. Im Vergleich zu anderen Arten von Krebs wird die Früherkennung von Hautkrebs durch den Umstand erleichtert, dass die Veränderungen in den meisten Fällen außen an der Haut liegen und damit sichtbar sind. Je früher die bösartige Veränderung entdeckt wird, umso kleiner fallen übrigens auch Spuren wie Narben nach einer unter Umständen erforderlichen Entfernung der betroffenen Regionen aus.

Gerade im Anfangsstadium muss man freilich schon genau schauen – und das sei insbesondere Personen mit einem erhöhten Hautkrebsrisiko wärmstens empfohlen. Zur Erinnerung noch einmal die Faktoren im Überblick, von denen jeder einzelne das Risiko erhöht:

- Heller Hauttyp (1 und 2) mit Neigung zu Sonnenbrand
- Langanhaltende, intensive UV-Belastung; zahlreiche Sonnenbrände in der Kindheit
- Sehr viele Muttermale/Pigmentflecke
- Hautkrebs in der eigenen Geschichte oder in der Familie

Die Selbstuntersuchung der Haut ist der erste Schritt zur Früherkennung. Wer das nicht machen möchte, dem sei zumindest ein jährlicher Besuch beim Dermatologen ans Herz gelegt.

Hautkrebsvorsorge

- **Zweimal pro Jahr Selbstuntersuchung**
- **Mindestens einmal pro Jahr zum Arzt zur „Muttermalkontrolle"**

Selbstuntersuchung – Achtsamkeit zählt

Was man dazu braucht, ist nicht mehr als etwas Zeit, gutes Licht, einen Sessel, einen Badezimmer- und einen Handspiegel. Auch ein Kamm erweist sich dabei als praktisch. Am einfachsten funktioniert die Untersuchung aber mit Unterstützung des Partners bzw. der Partnerin. Nun wird der ganze Körper inspiziert, oben und unten, vorne und hinten.

- Gesicht: Die weniger gut sichtbaren Hautareale nicht vergessen – in der Ohrmuschel und hinter den Ohren sowie am Haaransatz.
- Kopfhaut, Nacken: Jetzt kommt der Kamm zum Einsatz. Nach und nach die Haare scheiteln, sodass kein Fleck übersehen wird. Mit zwei Spiegeln kann man das durchaus selbst bewerkstelligen, weniger mühsam freilich mit Partner. Da tut man sich auch beim Nacken leichter.
- Hände: Besonders auf den Handrücken wird man ab einem gewissen Alter sicher fündig werden, aber solange die Pigmentflecke nicht verdächtige Veränderungen aufweisen – siehe ABCDE-Regel – besteht kein Grund zur Sorge. Die Haut zwischen den Fingern und die Nägel ebenfalls untersuchen.
- Oberkörper: Die Vorderseite wird noch relativ einfach, der Rücken weniger. Daher wieder: zwei Spiegel oder ein Partner. Zum Oberkörper zählen übrigens die Arme (samt Unterseite) und die Achselhöhlen.
- Gesäß, After, Genitalien, Beine, Füße: Dafür braucht man wieder unbedingt zwei Spiegel. Entweder man setzt sich auf den Boden oder auf einen Stuhl und stützt die Beine nacheinander auf einem zweiten Stuhl ab. Und: die Fußsohlen nicht vergessen.

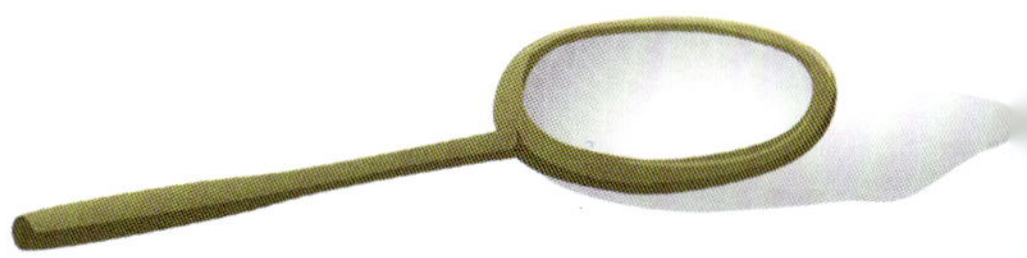

Wann ist eine Hautveränderung „verdächtig"?

Grundsätzlich ist alles auf der Haut verdächtig, was sich rasch verändert – sei es in Form, Farbe oder Höhe –, was längere Zeit immer wieder blutet oder nässt und nicht heilen will. Um das zu beurteilen, ist Achtsamkeit über einen gewissen Zeitraum hinaus notwendig. Das sollte einem die „eigene Haut" schon Wert sein. Verdächtig sind zum Beispiel folgende Hautveränderungen.

- Mehrere Wochen nicht heilende Stellen, die nässen, immer wieder bluten, jucken.
- Erhebungen mit einer Delle in der Mitte.
- Rote Stellen, eventuell leicht erhaben, mit einer Oberfläche wie Sandpapier.
- Dunkle Verfärbungen unter den Nägeln.

ABCDE – Hautkrebs – Melanom

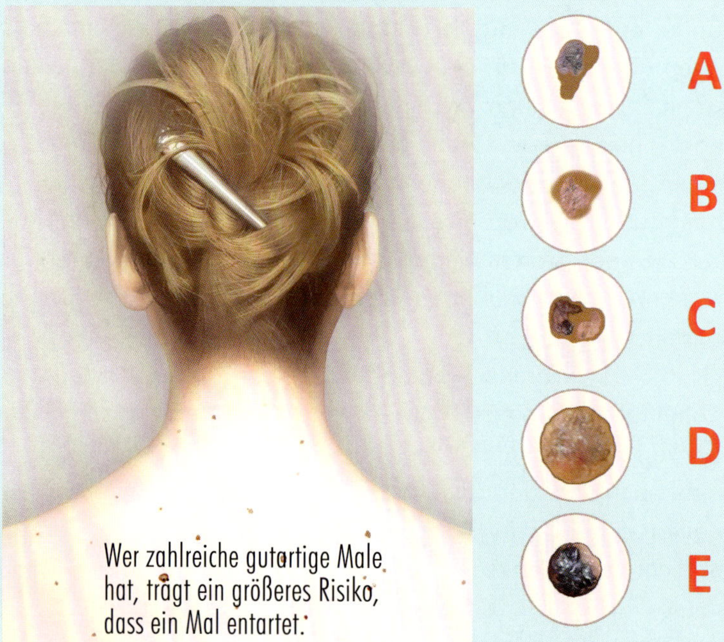
Wer zahlreiche gutartige Male hat, trägt ein größeres Risiko, dass ein Mal entartet.
A
B
C
D
E

Vielfach angeführt und abgebildet ist die sogenannte ABCDE-Regel bzw. -Checkliste als Unterstützung bei der Beurteilung von Hautveränderungen. Diese kann tatsächlich eine große Hilfe sein, wobei jedoch anzumerken ist, dass sie in erster Linie auf die Erkennung von malignen Melanomen ausgerichtet ist. Andere Arten von Hautkrebs wie das Basalzellkarzinom und das Plattenepithelkarzinom machen sich zumeist durch andere Auffälligkeiten bemerkbar. Wird man in irgendeinem Punkt fündig, sofort zum Telefon und einen Termin beim Arzt ausmachen.

Die ABCDE-Checkliste

Asymmetrie	Die Form ist ungleichmäßig, die Hälften sind nicht deckungsgleich.
Begrenzung	Der Rand ist unterschiedlich ausgeprägt, an einer Stelle fransig, an anderer unscharf oder zackig; es gibt Ausläufer.
Colorierung	Die Farbe verändert sich mit der Zeit; es können verschiedene Farben gleichzeitig vorliegen; neben Braun und Schwarz können Rot, Blau oder auch Weiß zu sehen sein.
Durchmesser	Der Pigmentfleck wächst; als Warnsignal gilt normalerweise ein Durchmesser von mehr als 6 mm, was einem Bleistift entspricht; ABER: Melanome, die nicht aus einem Pigmentfleck hervorgehen, sind im Anfangsstadium häufig wesentlich kleiner.
Entwicklung (einschließlich Erhabenheit)	Neben der Größe verändern sich Form und Farbe sowie die Oberfläche; der Pigmentfleck kann jucken, nässen, bluten, verkrusten.

Hautkrebsvorsorge durch den Arzt

Die Hautkrebsvorsorge, auch „Muttermalkontrolle" genannt, ist kein Luxus. Sie kann das Leben retten, denn frühzeitig erkannter Hautkrebs ist so gut wie immer heilbar. Der Besuch beim Hautarzt ist nicht nur wichtig, um verdächtige Hautstellen abzuklären. Der geübte Blick und die Unterstützung durch das Dermatoskop ermöglichen auch die Identifizierung von sehr kleinen verdächtigen Hautveränderungen, die mit freiem Auge noch gar nicht sichtbar sind.
Darüber hinaus kann der Arzt verdächtige Hautveränderungen erkennen, noch bevor daraus Krebs entsteht. Im Gespräch kommen vielleicht Risikofaktoren zu Tage, die dem Betreffenden vorher noch nicht bewusst waren. Damit wird eine entsprechende Anpassung von Verhalten und Lebensstil besser möglich.

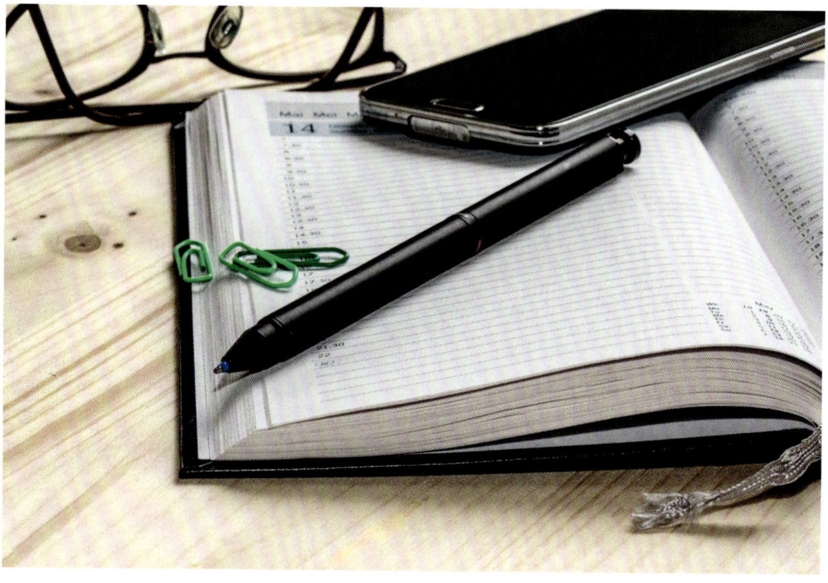

Am Anfang steht ein Gespräch über Lebensstil und Hauterkrankungen in der eigenen Geschichte oder in der Familie, um die Risikosituation von dieser Seite einschätzen zu können. Dann folgt eine Untersuchung der gesamten Körperoberfläche, zuerst mit bloßem Auge und gegebenenfalls unter Zuhilfenahme einer Lupe und/oder eines Dermatoskops (siehe Seite 76). Von Vorteil ist eine digitale Auflichtmikroskopie mit Anbindung des Dermatoskops an ein Computersystem, um Bilder am Schirm größer darstellen und für spätere Kontrollen und Vergleiche abspeichern zu können. Erfahrene Hautärzte können auf Basis dieser Kriterien von den meisten verdächtigen Hautveränderungen sagen, ob sie als gut- oder bösartig einzustufen sind.

Bleiben Fragen offen, wird eine Gewebsprobe entnommen bzw. je nach Gegebenheiten die ganze Hautveränderung unter örtlicher Betäubung entfernt, um eine histologische/feingewebliche Untersuchung durchzuführen. Diese ermöglicht dann eine zweifelsfreie Diagnose.

Weitere Infos, Rat & Hilfe

Österreichische Krebshilfe: Der Dachverband mit seinen Organen und der Bundesgeschäftsstelle und den eigenständigen Landesvereinen mit den ihnen angeschlossenen regionalen Beratungsstellen bilden zusammen die Österreichische Krebshilfe. Unter www.krebshilfe.net sind Informationen Krebserkrankungen und vor allem die Kontaktdaten der zahlreichen Beratungsstellen in ganz Österreich zu finden.

Sonne ohne Reue: Gemeinsam mit der Österreichischen Gesellschaft für Dermatologie und Venerologie führt die Österreichische Krebshilfe die Aktion „Sonne ohne Reue", in deren Rahmen Informationsmaterial speziell zur Hautkrebsvorsorge herausgegeben wird. Download unter https://sonneohnereue.at.

Deutsches Krebsforschungszentrum: Sein Krebsinformationsdienst bietet unter www.krebsinformationsdienst.de äußerst umfangreiche, wissenschaftlich fundierte und tiefgehende Informationen zu Krebs generell sowie zu Risikofaktoren, Entstehung und Behandlung aller wichtigen Arten von Krebs.
Deutsche Krebshilfe: Ebenfalls umfangreiche und fundierte Informationen für Betroffene und Angehörige zu sehr vielen Themen in Zusammenhang mit Krebs finden zum Download oder Bestellen unter www.krebshilfe.de.

Schweizer Krebsliga: Unter www.krebsliga.ch bietet die Krebsliga Schweiz Informationen über Prävention und im Krankheitsfall.

UV-Index: Der aktuelle UV-Index in Österreich kann über das Department für Physiologie und medizinische Physik der Universität Innsbruck abgerufen werden (www.uv-index.at). Auf der Seite sind Links für Deutschland und die Schweiz angeführt. Der Deutsche Wetterdienst bietet unter www.dwd.de/uvi Vorhersagen des UV-Index und der UV-Dosis für wolkenlosen bewölkten Himmel bezogen auf einzelne Orte sowie für Europa und die Welt. Der UV-Index für die Schweiz ist unter www.uv-index.ch abrufbar.

Retten Sie Ihre Haut –
vereinbaren Sie einen Termin
zur Muttermalkontrolle.

Glossar

Apoptose Zelltod durch Start eines Selbstzerstörungsprogramms.
Benigne Gutartig.
B-Lymphozyten (B-Zellen) Immunzellen, zu deren wichtigsten Funktionen die Bildung von Antikörpern gehört.
Carcinoma in situ Krebs an Ort und Stelle bzw. in der obersten Gewebeschicht eines Organs; ein Krebsgeschwür, das sich nicht in die tieferen Anteile des Organs ausgebreitet hat.
Computertomografie (CT) Bildgebendes Verfahren unter Verwendung von Röntgenstrahlen, bei dem der Körper schichtweise untersucht wird und auf Basis dieser Bilder eine dreidimensionale Darstellung des Körperinneren errechnet wird.
Endemisch Gehäuftes oder ausschließliches Vorkommen einer Erkrankung in einem definierten, beschränkten Gebiet oder einer bestimmten Bevölkerungsgruppe.
Epigenetik Mechanismen mit Einfluss darauf, ob Gene mehr oder weniger abgelesen werden.
Exposition In der Medizin als Bezeichnung für das Ausgesetztsein gegenüber äußeren Faktoren.
Freie Radikale Oberbegriff für Sauerstoffradikale.
Gammastrahlen Energiereiche elektromagnetische Strahlung mit meist kürzerer Wellenlänge als Röntgenstrahlen, die auf andere Art und Weise hergestellt wird, aber ebenfalls je nach Intensität und Dosis zur Bildgebung oder zur Therapie eingesetzt wird.
Histologische Untersuchung Untersuchung von Körpergewebe mit verschiedenen Färbe- und Markierungsmethoden zumeist im Lichtmikroskop.
Immunhistochemische Untersuchung Histologische Untersuchung unter Anwendung immunologischer Methoden wie dem Nachweis von Strukturen oder Zellinhaltsstoffen mittels eines an diese bindenden Antikörpers, der mit Farbstoffen gekoppelt und damit im Mikroskop sichtbar ist.
Interferon Alpha Körpereigener Immunbotenstoff, der auch therapeutisch verwendet wird.
Invasiv In das umliegende Gewebe eindringend.
Inzidenz In einem Jahr neu auftretende Fälle einer Erkrankung.
Kanzerogen Krebsauslösende bzw. -fördernde Substanz, Synonym für Karzinogen.
Karzinogen Krebsauslösende bzw. -fördernde Substanz, Synonym für Kanzerogen.
Lymphdrainage Massagetechnik, um Stauungen in den Lymphbahnen zu beheben.

Lymphknoten Knotenpunkte von Lymphbahnen.
Lymphsystem System aus Lymphbahnen und Lymphknoten, in dem wichtige Teile des Immunsystems gebildet und transportiert werden.
Magnetresonanztomografie (MRT, Kernspintomografie) Bildgebendes Verfahren unter Verwendung eines Magnetfeldes, das über die Veränderung der Ausrichtung von Wasserstoffkernen und einer schichtweisen Untersuchung ein dreidimensionales Bild des Körperinneren liefert.
Maligne Bösartig.
Metastasen Absiedelungen eines Krebsgeschwürs.
Mitose Zellteilung mit dem Ergebnis zweier identer Tochterzellen.
Mutation Veränderung der Erbsubstanz.
Neoplasie Neubildung von Gewebe im Sinne einer Regeneration oder als Tumor.
Onkogen Körpereigene oder körperfremde Substanzen, die normale Zellen in Krebszellen umwandeln.
Oxidativer Schaden Entsteht durch Einwirkung von Sauerstoffradikalen und kann alle Bestandteile der Zelle betreffen.
Prävalenz Gesamtzahl der Fälle einer Erkrankung pro Jahr.
Prognose Voraussichtlicher Krankheitsverlauf.
Rezidiv Erneutes Auftreten einer Erkrankung.
Röntgenstrahlen Energiereiche elektromagnetische Strahlung sehr kurzer Wellenlänge, die je nach Intensität und Dosis zur Bildgebung oder zur Therapie eingesetzt wird.
Sauerstoffradikal Gehört zu den reaktiven Sauerstoffmolekülen, die im Überschuss oxidativen Stress verursachen und zu Zellschäden führen.
Sonografie Bildgebendes Verfahren unter Verwendung von Ultraschallwellen.
Strahlentherapie Anwendung von Röntgen- oder Gammastrahlen zur Zerstörung erkrankten und bösartig veränderten Gewebes.
Szintigrafie Bildgebendes Verfahren unter Verwendung von radioaktiv markierten Substanzen, die sich in bestimmten Geweben anreichern.
T-Lymphozyten (T-Zellen) Immunzellen, die eine zentrale Rolle bei der Bekämpfung von Krankheitserregern und der Zerstörung bösartig veränderter Körperzellen spielen.
Tumor Vermehrung von Zellen über das normale bzw. erforderliche Maß hinaus.
Zytostatika Substanzen, die die Zellteilung hemmen.